免疫ミルクをご存じですか？

母子免疫の力で腸内フローラを最強に

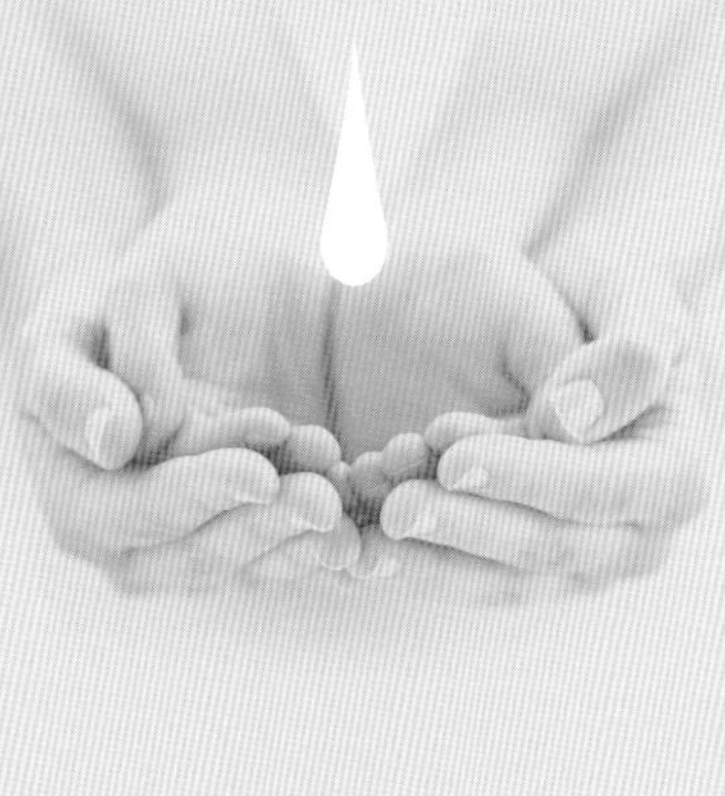

吉開泰信
Yoshikai Yasunobu

大谷悟
Otani Satoru

幻冬舎MC

免疫ミルクをご存じですか？

母子免疫の力で腸内フローラを最強に

はじめに

「免疫ミルクをご存じですか？」

唐突な問いかけの表題に、何かしら興味を持って本書を手にしていただいたことにまず感謝申し上げます。免疫ミルクってなんだ？　食品なのか？　免疫ってなんか病気に関係するの？　クスリみたいだけど大丈夫なの？　本書ではそういった様々な疑問にお答えするべく、免疫ミルクのすべてを可能な限りこの一冊にまとめ上げました。

いまや巷には健康に関する書籍や情報があふれていますが、免疫ミルクに関しては、まだ情報も少なく、書籍はもちろん資料もほとんど公表されていないのが現状です。しかし実際は日本でも20年以上の歴史があり、世界の多くの国々で長く愛用されている製品なのです。

まずは、免疫ミルクのプロフィールをQ&A形式でご紹介しましょう。

Q1　免疫ミルクは薬？　食品？

A1　免疫ミルクは薬ではありません。**特別な技術で作られた食品（粉ミルク）**です。26種類の抗体や生理活性物質、抗炎症物質などが含まれていて健康維持に役立ちます。

Q２　育児用ミルクとは違うの？
A２　**免疫ミルクは乳児用に成分が調整された育児用ミルクではありません。**そのため、離乳前の赤ちゃんは飲めません。しかし離乳が終わり、牛乳が飲めるお子さんは飲むことができますし、**乳幼児を除くすべての年齢の方々にお勧めできる健康食品です。**

Q３　１日どれくらいの量を飲むもの？
A３　薬ではないので、正しい分量というものはありません。１日１～２回（22グラム）程度を目安に自分の体に合わせて水等に溶かして飲みます。少量でも毎日続けることが大切です。

Q４　副作用などはない？
A４　免疫ミルクは安全な健康食品です。**原材料は特別に育てられた乳牛から採れた天然の牛乳ですから、副作用などの心配はありません。**ただし、ミルクアレルギーと乳糖不耐症の方は注意が必要です。乳糖不耐症というのは、乳糖分解酵素が乏しく牛乳を飲むとおなかの調子が悪くなる人です。後天的な乳糖不耐症の場合は、少しずつ飲んで体を慣らしていけば、克服できます。**先天性乳糖不耐症の方、ミルクアレルギーの方は飲用を控えたほうがよいと思われます。**

なんとなく免疫ミルクのイメージ、ご理解いただけたでしょうか。

免疫ミルクとは特定のワクチンを投与した雌牛から搾乳したミルクのことであり、２０１９年現在において、市場に流通している免疫ミルク製品は、ヒト腸管由来の26種の無毒化した病原性細菌をワクチンとして投与した雌牛から搾乳され、製造されたものしかありません。つまり、ワクチンの投与なしに通常の雌牛から搾乳された初乳関連製品や、通常乳に含まれるラクトフェリンなどの成分を強調したものは「免疫ミルク」とは言いません。本書で扱う免疫ミルクとは、これら乳由来の機能性成分を含む食品とは厳密に区別しています。市場で免疫ミルクを求める場合は、26種ワクチンを投与した雌牛由来であることを確認することが大切です。


平均寿命が世界一となり、超高齢社会となった現在の日本において、官民をあげて声高に叫ばれ始めた健康寿命の延伸は、いまや国民の一大ムーブメントになりつつあります。そして、その切り札としてにわかに注目されはじめた「免疫ミルク」なる食品について、市場においてはまだごく限られた人々の間で愛用されているニッチな製品ですが、その実力は時代のニーズを受けて大ブームに発展するポテンシャルを秘めていると分析します。

本書では免疫ミルクなる食品の本当の実力と真価を、その開発の経緯と歴史を紐解きながら、最新の研究内容に至るまで、すべてを丸裸にして検証するものです。国民にとって日々の健康維持増進は、人生１００年時代を生き抜くための最大の関心事であると認識いたします。本書の内容が、読者の皆さまにとって、少なからずお役に立てれば大変うれしく思います。

２０２０年１月

大谷　悟

目　次

コラム

第1章

免疫ミルク誕生ものがたり

「母子免疫」の仕組みをポール・エールリッヒ博士が発見

２０１８年、がんの画期的な治療薬（免疫チェックポイント阻害剤）の開発で、京都大学の本庶佑特別教授がノーベル生理学・医学賞を受賞されました。本庶教授の羽織袴姿での授賞式に、多くの日本人が感動し、また誇らしく思ったことと思います。そこからちょうど１１０年前の１９０８年に、同じくノーベル生理学・医学賞を受けた、ドイツの細菌学者がいたことを皆さんはご存じでしょうか。名前をポール・エールリッヒ博士といい、19世紀から20世紀にかけて、現代医学の基礎となる血液学、免疫学、化学療法など、様々な分野で独創的な研究成果を残した、天才的な科学者です。

彼はその功績の大きさから、免疫学の父と呼ばれていますが、「母子免疫」（図1―1）という免疫ミルクの根本的な仕組みを発見した人物としても、忘れてはならない存在です。彼は生後まもない赤ちゃんが母乳によって病原菌から守られている仕組みを「母子免疫」と名づけ、病原菌をやっつける働きのある母乳中の成分を「魔法の弾丸」と呼んだのです。この魔法の弾丸こそが、実はのちに抗体としてその働きが明らかになるたんぱく物質であり、免疫ミルクの主成分でもあります。

彼は、そのたんぱく物質が副作用もなしに、標的とする病原体だけを百発百中、効率よく撃退する様を「魔法の弾丸」と表現しました。そしてこの「魔法の弾丸」は１９４０年に、エールリッヒ博士の偉人伝を描いた映画の題名にもなりました。この「魔法の弾丸」

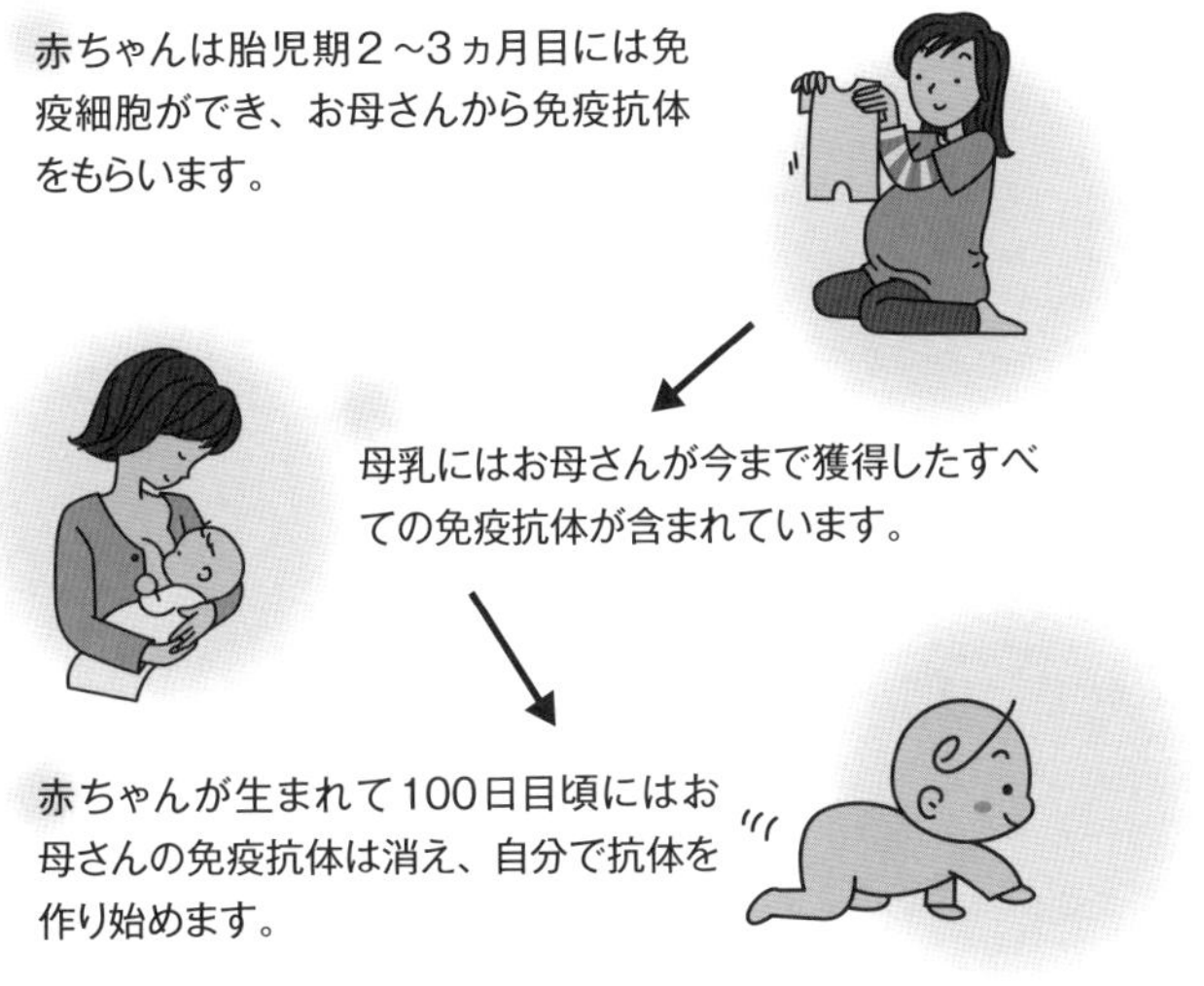
赤ちゃんは胎児期2～3ヵ月目には免疫細胞ができ、お母さんから免疫抗体をもらいます。
母乳にはお母さんが今まで獲得したすべての免疫抗体が含まれています。
赤ちゃんが生まれて100日目頃にはお母さんの免疫抗体は消え、自分で抗体を作り始めます。

図1—1　母子免疫とは

をモデルに、以後多くの医薬品が研究開発されることになり、まさに創薬の原点を築いた人物でもあります。

しかし皮肉なことに、現実の創薬研究は、抗体ではなく病原菌を毒をもって制する抗生物質の探求に突き進み、結果的には副作用や耐性菌との終わりなきイタチごっこに陥っていくことになります。

免疫ミルクの研究にスターリ研究所が着手

エールリッヒ博士のノーベル生理学・医学賞からちょうど50年後、あの「魔法の弾丸」の研究をもう一度抗体の方に手繰り寄せようとする研究が、今度はアメリカのオハイオ州でスタートします。そして、１９５８年、オハイオ州のシンシナティにスターリ研究所が設立され、免疫ミルクの研究がようやく始まります。

しかし、スターリ研究所も最初から抗体を目指したのではありません。当時の死亡原因のトップは、圧倒的に結核・肺炎などの感染症によるもので、社会のニーズが感染症の撲滅でした。そこで、感染症に対する「魔法の弾丸」を開発すべく、スターリ研究所はまずワクチンの研究に取り組んだのです。それは創始者であり、スターリ研究所の名称の由来でもある、ラルフ・Ｊ・スターリ氏の強い意志でもありました。スターリ氏のプロフィールについては後述しますが、彼は24歳の時に結核に罹り、一度死を覚悟する経験をしていたからです。

ワクチンの開発研究は多難を極めました。そもそもワクチンは抗生物質などの医薬品とは違い、感染による病気を予防することが目的です。したがって、病気になる前に、病気にならないようにという転ばぬ先の杖として私たちの健康を守るものです。病気に罹ってから、その治療に使われる抗生物質や多くの医薬品とは、決定的にスタンスが違うのです。

理屈で考えれば、病気になってから対応する治療より、未然に対応する予防のほうが絶対に賢明な選択であることは誰もが異論のないところでしょう。しかしながら、そうは分かっていても私たちは、現実に痛みが起こるまで行動を起こせないものです。ましてや費用がかかるとなると、その判断はますます鈍ることになります。実業家としてすでに成功していたスターリ氏は最初からそれを予見していたのでしょう。徹底的にコストにこだわり、特定の病原菌に対するワクチンを研究するのではなく、最初から様々な病原菌に対応できるようにとオールインワンタイプのワクチンを目指したのです。

そして、ミネソタ州立大学のウィリアム・ピーターセン博士の論文との出合いを契機に、研究の方向性が一気にワクチンから抗体へと変わることになります。ピーターセン博士は、ウシを使ってヒトに有用な抗体を大量に製造することができる方法を発明したのです（図1―2）。奇しくもその方法は、半世紀前にあのエールリッヒ博士が発見した「母子免疫」の理論を応用したものだったのです。

そしてその実用化の鍵はワクチン開発の技術であり、スターリ研究所がそれまで培ってきた技術が大いに役立ちました。時を超えて結集された知恵が、ついに世界で初めてウシを使ったヒト由来の病原菌に対する混合抗体の量産化を成功させたのです。しかし、免疫ミルクが人々の生活に役立つ製品として市場に登場するまでには、もう少し時間がかかることになります。

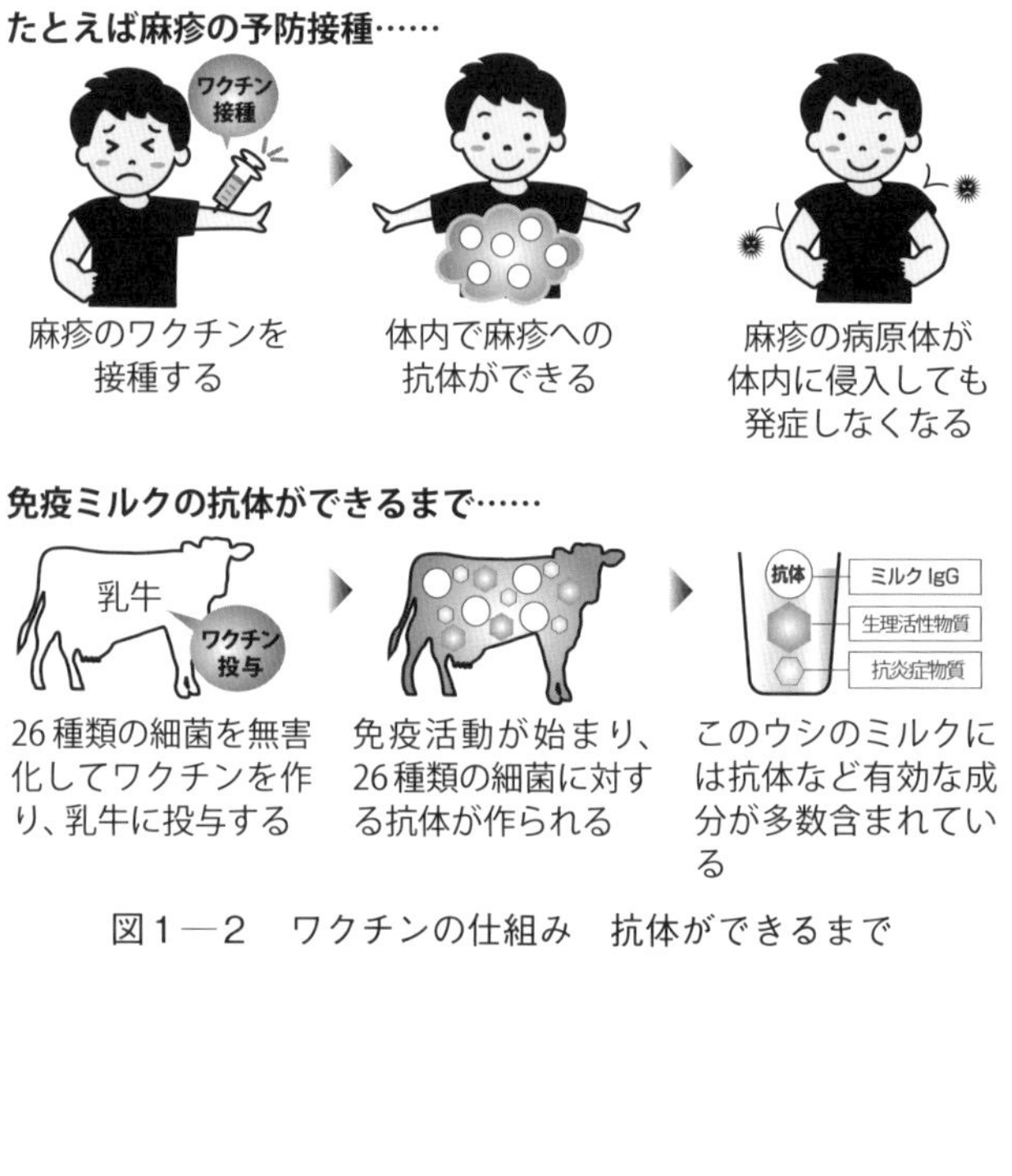
たとえば麻疹の予防接種……
ワクチン接種
麻疹のワクチンを接種する
体内で麻疹への抗体ができる
麻疹の病原体が体内に侵入しても発症しなくなる
免疫ミルクの抗体ができるまで……
乳牛
ワクチン投与
抗体
ミルクIgG
生理活性物質
抗炎症物質
26種類の細菌を無害化してワクチンを作り、乳牛に投与する
免疫活動が始まり、26種類の細菌に対する抗体が作られる
このウシのミルクには抗体など有効な成分が多数含まれている

図1―2　ワクチンの仕組み　抗体ができるまで

column

プルトップの発明家、ラルフ・J・スターリ氏

免疫ミルクが発明されたスターリ研究所の創始者で、免疫ミルクの生みの親である、アメリカの実業家ラルフ・J・スターリ氏について、そのプロフィールをここでご紹介したいと思います。

彼は１９０４年1月17日にケンタッキー州ニューポートという町で生まれました。そして１９９６年1月13日に永眠するまで、実に92年間にわたり、生涯現役を貫いた筋金入りのビジネスマンでした。医療や衛生環境が整備され、長寿が珍しくなくなった現代でも、92歳という年齢は平均寿命を大きく超えて非常に長生きした人物といえます。ましてや亡くなる直前までスクーターで農場と会社の間を駆け回り、重要な会議には必ず出席していたといいますから、文字通り生涯現役を実践しました。その偉業を支えたのは免疫ミルクと言っても過言ではないでしょう。

免疫ミルクの生みの親であるスターリ氏は、実は科学者でも研究者でもありません。スタートは貧しい職工でした。高校を飛び級で1年早く卒業するほど優秀だったスターリ氏ですが、家庭の事情で結局希望の大学には行けず、高校卒業後は金属加工の職工として働かざるをえなくなりました。しかし上昇志向が強かった彼は、弱冠18歳で会社を興します。わずか２５０ドルの元手で道具を調達、自宅の車庫を使って電気メッキの仕事を始めたのです。折しも第一次世界大戦によってアメリカ経済は空前の好景気に沸いていましたから、

彼の事業も大いに発展してゆきます。

しかし、寝る間も惜しんで働いた結果、24歳にして結核を患うこととなります。結核の有効な治療薬としてストレプトマイシンが開発されるのが１９４０年代ですから、１９２０年代では、結核は不治の病、死の病として、今日のがん以上に恐ろしい病気でした。

さらに悪いことが続きます。戦争景気に沸いたアメリカ経済はほどなくしてバブルの崩壊を迎えます。１９２９年に世界大恐慌が勃発したのです。この一連の災難がのちのスターリ氏の生き方を一変させることになります。1年にも及ぶ闘病生活のなかで、一旦は死を覚悟しますが、敬虔なキリスト教徒であり、そして敏腕のビジネスマンでもあった彼は、おそれ多くも神様と取引したのです。

「もし再び命を与えられ生き延びることができたら、病床に臥せっている人たちの助けになることをします」

死の淵から奇跡的な生還を果たしたスターリ氏は、後の人生をかけて人々の健康と幸せのために尽くすことを神様に誓ったのです。そしてその決意は彼の生涯を通しての行動規範となり、免疫ミルクに関わり、免疫ミルクの恩恵を受けているすべての人々に現在も基本理念として共有されています。

「私が生涯持ち続けた願い。それは世界中の人々を健康で幸せにすることである。」

結核という不治の病を克服したスターリ氏は、どんな苦難にも諦めずに努力を続けることで世界恐慌の時代を乗り切ります。そしてとうとう１９６３年、アルミ缶飲料のプルタブ製造技術の開発により、実業家としての大成功を果たします。コカ・コーラ、ペプシ、バドワイザー、クアーズ、世界中の人々が今日手にする缶飲料がその場ですぐに飲めるのは実はスターリ氏の発明のおかげなのです。

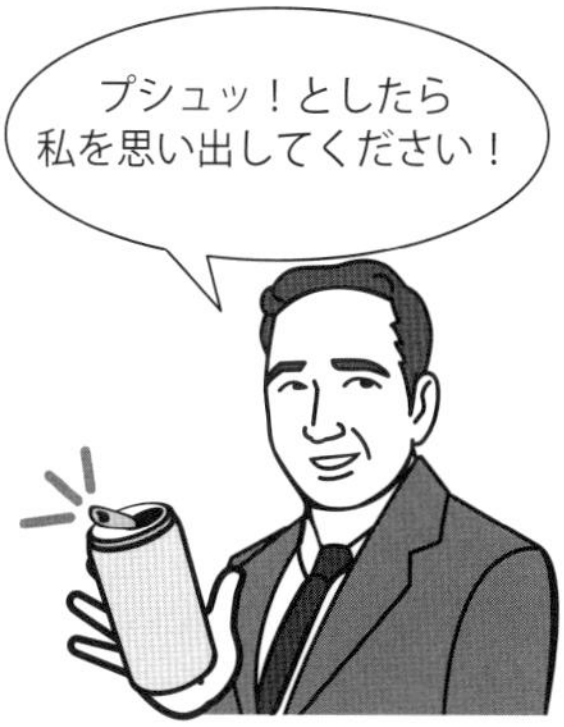

食品それとも医薬品？

アルミ缶のプルタブ製造で莫大な富を得たスターリ氏は、その利益を惜しげもなく免疫ミルクの研究開発につぎ込みます。これは瀕死の際の神様との約束であり、健康こそが幸せの原点であることを彼は身をもって体験していたからです（コラム参照）。

ミネソタ州立大学ウィリアム・ピーターセン博士の論文を契機に、ワクチンから抗体にターゲットを絞り、研究を進めたスターリ研究所ですが、免疫ミルク研究は次の大きな岐路にさしかかっていました。それは製品化のための大きな決断でした。具体的には抗体を精製して薬、つまり医薬品製造を目指すのか、それともミルクという飲み物として、つまり食品として製品化するのかという判断を求められたのです。人々の役に立つという意味なら正直どちらでもよさそうですが、現実に市場で流通させるには、やはり法律による規制を受けます。しかもそのルールが医薬品と食品では全く違うのです。これはアメリカに限らず世界中どこの国の市場でも同様の法律があり規制を受けるのです。特に先進国ではそのルールが厳しく、日本でも免疫ミルクの導入にあたり大きな問題となりました。

スターリ氏の考えは明白でした。様々な病気から人々を守るために、ワクチンの開発を目指し、しかし予防という視点から低コスト・大量生産を模索し、最終的に牛乳中の抗体にたどり着いたのですから、これを法律に合わせるために逆行するわけにはいきません。答えは自ずと出ていました。食品であれば誰もが扱えて幅広い流通が可能です。しかも医師や薬剤師といった専門家を介さず専門知識がなくても誰もが自分の判断で利用ができます。ただし、食品なら医薬品に比べて開発コストもかからないだろうと思われがちですが、必ずしもそうではありません。

日本でもよく話題になりますが、食品と医薬品の決定的な違いは、その安全性です。食品は安全であることが当たり前ですから、いくら飲んでも食べても害をなさないというのが大原則です。もちろん飲みすぎ食べすぎは除きます。これに対し、医薬品は摂取方法が用法・用量として細かく決められていて、しかも医師や薬剤師といった専門家の指導にしたがって使用しなければなりません。それは副作用があるという前提で作られているからです。つまり使い方を間違えると害になるということです。免疫ミルクは世界中の人々を健康で幸せにするという使命を果たすべく、食品としての製品化を選択しました。これは、開発にあたってより険しい道を選択することになったのです。

食品として免疫ミルクを世界で製品化

食品として製品化の道を選択した免疫ミルクですが、安全性試験に途方もない時間と費用をつぎ込むことになりました。医薬品であれば決められた用法・用量の範囲で使用した場合の安全性を試験で確認をすればＯＫということになります。つまり限定的な安全性の確認をすれば製品化が可能なのです。しかし食品はすでに述べましたが、誰がどんな時に

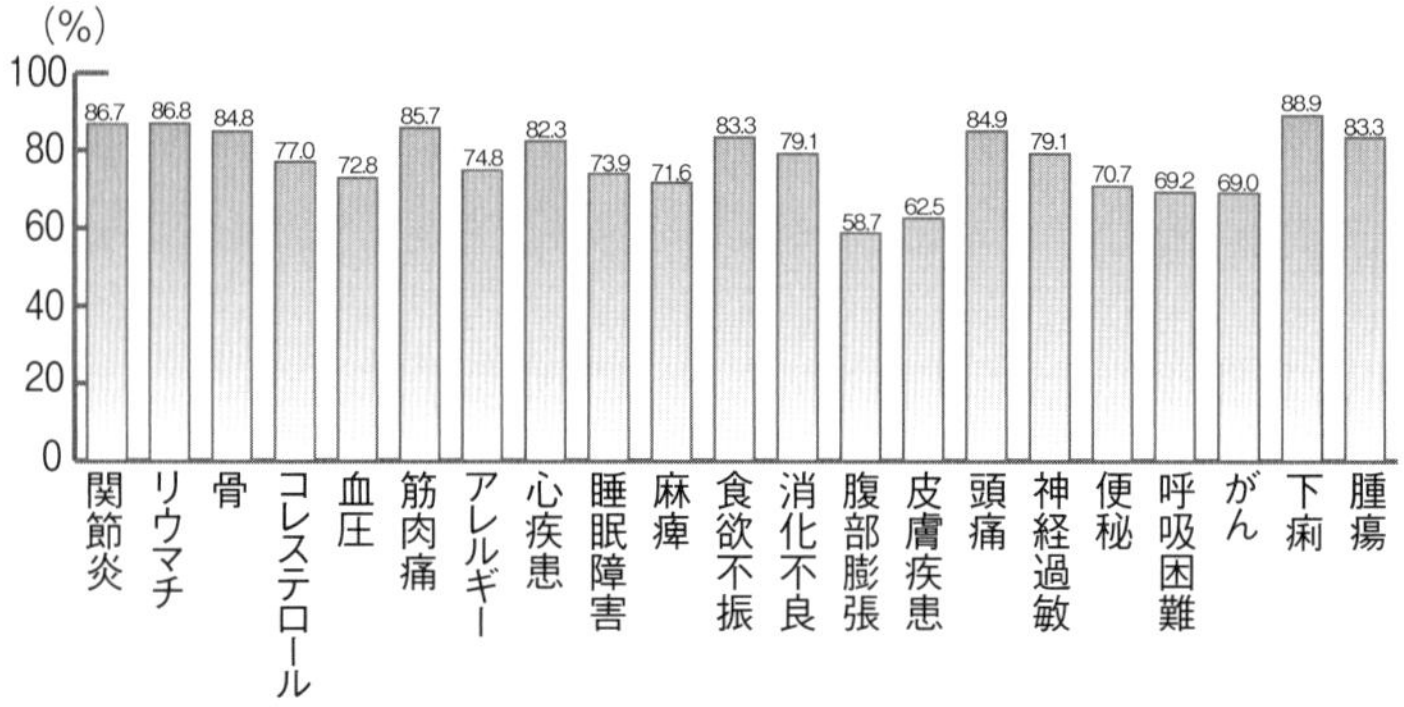

図1―3　オハイオサーベイ(スターリ研究所が行った試飲調査)改善結果

食べても飲んでも害にならないことが保証されなければなりません。この安全性を担保するためにスターリ研究所は実に30年に及ぶ試験研究を続けることになります。もちろん安全性だけでなく同時に有効性も調査する目的でありましたが、医薬品開発よりもはるかに長い時間と莫大な費用を投じて、とてつもない研究試験を実行したのです。

まずは医薬品開発と同等レベルでの比較臨床試験を、対象を変え、摂取方法を変え、期間を変え、十数回にわたって繰り返し繰り返し実施しました。これだけでも医薬品の何倍もの時間とコストです。さらに驚くべきは通常民間では困難な疫学的な調査研究をスターリ研究所は独自に実施したのです。

1960年から28年間にわたって、延べ8000名以上の人々に免疫ミルクを飲んでもらい、その健康状態を追跡するという大規模調査研究を実施しました。これはオハイオサーベイと呼ばれる疫学的調査として報告書にまとめられ、大反響を呼ぶことになります（図１―３）。免疫ミルクによってなんと84％もの被験者たちが、「健康状態が改善した」と報告したのです。その後もスターリ研究所はアメリカ以外でも様々な地域において、安全性のみならず、免疫ミルクの有効性について数々の試験研究を継続的に行っており、日本でも多くの臨床研究や、規模は小さいですがジャパンサーベイと呼ばれる疫学的調査も実施されています。そしてその研究成果と発明内容は、世界中で２３０件以上にのぼる特許として申請されています。

免疫ミルクは食品を超えた「スーパーフード」

免疫ミルクのように、たった一つの製品が、これほどまでに多くの時間と莫大な費用をかけて研究され、そしておびただしい数の動物実験や臨床試験によって安全性・有効性が何度も何度も確認され証明されているという例を私は他に見たことがありません。食品という道を選択した免疫ミルクですが、やはり食品というカテゴリーには納まりきれないスーパーフードといえるかもしれません。

元来免疫ミルクは母子免疫の仕組みを利用し、母乳の恵みを、ウシを使って再現したミルクと考えれば当然かもしれません。母乳は赤ちゃんが成長するために必要なすべての栄養を補給すると同時に、まだ抵抗力が充分でない赤ちゃんを病気から守り、健康を維持する働きも担っているわけで、免疫ミルクも母乳と同じく食品を超えたポテンシャルをもつスーパーフードなのです。私はこの健康を守る力をもつスーパーフードをあえて「免疫抗体食品」と呼んでいます。

免疫ミルクの育ての父・野本亀久雄教授との出会い

アメリカのスターリ研究所で研究され、開発された免疫ミルクが、日本で初めて販売されたのは1995年ですが、導入に際して日本でも食品か医薬品かという議論が起こりました。当時私は総合商社の医薬品部門に所属していましたので、最初はミルク抗体の医薬品としての可能性に着目していたのです。ですから取引先を中心に日本の大手製薬会社に話を持ちかけました。しかしどこからも色よい返事はいただけませんでした。研究の担当者にお話しするとかなり興味を示すのですが、最後は「うちでは難しいです」という共通の反応でした。

当時はその意味がよく理解できていませんでしたが、1990年当時の多くの製薬会社は比較的低分子の化学構造を持つ物質の研究が中心で、たんぱく質などの高分子の物質は時間と費用ばかりかかって効率的でないと考えていたようです。抗体はまさにたんぱく質ですので、開発の対象にはなりにくかったのでしょう。

しかし再生医療の研究が盛んな現在であれば、話は全く変わっていたかもしれません。

いまや創薬、つまり医薬品開発の主流は、従来の低分子化合物から遺伝子（核酸）やたんぱく質（抗体）などの高分子物質、さらにiPS細胞などの細胞レベルまで進化しており、この30年で劇的に変わってきています。結論から言えば日本でも免疫ミルクは食品の道を選択することになりました。その判断に大きく影響を与えた人物がいます。それが九州大学医学部の野本亀久雄名誉教授です。

ラルフ・J・スターリ氏が免疫ミルクの生みの父とすれば、野本教授は日本における免疫ミルクの育ての父として多くの免疫ミルクファンが敬愛する存在です。どこの製薬会社にも相手にされず途方にくれていた私に、実は1社だけ助言をくれたところがありました。日本の製薬最大手である武田薬品工業のグループ会社で、当時研究開発部長をされていたE氏でした。E氏も、「素材として非常に面白いが、一企業だけでこれを商品化するのは難しい」と、評価は他の多くの企業と同じでした。しかし、「でも、この方ならなんとかしてくれるかもしれない」と野本亀久雄教授に道をつないでくださったのです。

博多駅から車で15分ほど、福岡空港からもほど近い九州大学病院の敷地内に、九州大学生体防御医学研究所はあります。野本教授が世界で初めて提唱し確立された生体防御医学、その名を冠した研究所の所長室に私は野本教授を訪ねました。1988年12月のことと記憶しています。事務の方に案内され部屋に入ると、開口一番、「こういうのをわしは探しとった。これはわしが面倒みてやる」。そうおっしゃって私にまっさらの大学ノートを手渡されました。そして、いくつかの実験計画とその要領を指示され、私は言われるがままノートに書き留めました。これは当時野本教授が何百人もいた弟子や学生たちを指導するにあたり、個別に経過と進捗、課題事項を整理するために用いていた方法で、学生たちは野本教授との面談には必ずそのノートを持参するのが決まりでした。図らずも野本教授に弟子として指導をいただけることになったのです。

しかし正直戸惑いました。商社勤めの私にこんな実験計画を指示されても、電話とパソコンしかないのにどうすればいいのかと。しかしそんな心配は杞憂でした。野本教授との共同研究を望む企業は数多あり、若い研究員を野本研究室に留学させたり、企業内に野本教授との共同研究組織を発足させたりしていました。ですから彼らにとって免疫ミルクは格好の共同研究テーマになりえたのです。当時私が所属していた商社の兼松を幹事会社に、武田、エーザイ、雪印、ヤクルトと、日本を代表する大手企業ばかり4社が共同研究に名乗りを上げました。

ＡＢミルク研究会がスタート

こうして、野本教授との出会いからトントン拍子に日本での免疫ミルク共同研究プロジェクトがスタートします。参加した企業は市場では競合関係にあり、それぞれ独自の思惑はあったと思いますが、共同研究については抜け駆けすることなく、すべての成果を共有するルールでした。抗体を意味するＡｎｔｉｂｏｄｙから「ＡＢミルク研究会」と名づけられ、1989年4月から共同研究を開始しました。武田とエーザイは研究人材の育成を兼ねて、野本研究室に留学派遣し、雪印とヤクルトは自社の研究所でテーマを分担し研究を進めました。プロジェクトに関わった研究者は、4社の研究員と野本研究室を合わせ総勢30名以上で、日本のトップクラスの研究者がABミルク研究会に結集しました。

野本教授がこの共同研究で設定されたゴールは2つでした。まずは徹底的に安全性を確認すること。そしてもう一つは本当に期待通りの効果が出せるのか、その実力を実験で確認することでした。

すでにアメリカの臨床試験データ、そして大規模な疫学調査オハイオサーベイのレポートから、結果は予想されていましたが、さらに生体防御医学に即してそれを証明評価することで、日本の行政や世論にも責任を果たそうとされたのです。ABミルク研究会は見事に期待通りの成果をもたらし、1992年までに5報の論文掲載と4件の特許申請がなされました。しかしながら、そこから日本発の免疫ミルク製品の発売にはまだ3年近い年月がかかることになります。

特定保健用食品（トクホ）発足前夜

免疫ミルクは医薬品か食品かという命題に、野本教授は当初、別の答えを想定されていました。医薬品と食品、その中間に新しい概念とカテゴリーが必要と考えていたのです。

食品の安全性と医薬品の有効性をあわせ持つもの、それは予防医療が人々の健康を守る社会、病気を未然に防ぎ、病気のない未来には必要不可欠であったのです。生体防御論を人間という個体レベルでなく、社会というレベルで考えた場合、これまでの医療システムは医師や病院という医療機関が行うものという原則があります。つまり個体で言えば病原体が第一線のバリアーを突破して体内に侵入して初めて発動するT細胞やB細胞の段階です。すでに日常生活が奪われ生命さえ脅かされている状態に至らないと、医療システムは働かないことが問題なのです。個体の生体防御では、そこに至る前にまず好中球やマクロファージといった哨戒部隊がいますし、その前に皮膚や粘膜が物理的に侵入を阻止して、連続的なバリアーを形成しています。社会においても、医療機関に行く前に、病気を未然に防ぐ連続的なバリアーを構築することが必要なのです。

野本教授は社会におけるバリアーの一つとして、食品のように誰もが安全に利用できて、しかもその保健効果が医薬品のように科学的根拠をもって証明されているものを想定していました。その具体的な要件としては、次の3つを挙げていました。

①**安全性**：専門知識がなくても、安全に利用できること。多少間違った使い方をしても副作用などを心配する必要がない高い安全性。

②**有効性**：科学的根拠がはっきりしており、いつ誰が使用しても期待する効果が得られるレベルの有効性。

③**経済性**：医療保険や介護保険といった公的な負担を前提としないこと。人々が日常的に利用できるレベルの経済性。

野本教授が考える医薬品でもない食品でもないこの第三のカテゴリーは、実は現在の特定保健用食品いわゆる「トクホ」の出発点のコンセプトだったのです。トクホが保健機能食品の目玉としてスタートするのは1991年ですが、法案の検討段階では免疫ミルクもその第一号の有力候補に挙がっていました。ところが、関わった人間以外にはあまり知られていないことですが、トクホの法制化には様々な業界と、さらに縦割りといわれる行政の内部でも綱引きや駆け引きがありました。

結局トクホとして法制化された時点では、よくあることですが全くの骨抜き状態で、あまねく病気を予防し国民を疾病リスクから守る力はもはや担保できなくなっていたのです。なぜそうなったかについてはここではあえて述べませんが、実際トクホが市場に登場してどの程度国民の病気が減ったのか、結果国民医療費の高騰は抑えられたのかという点で見れば、効果は上がらなかったといわざるを得ません。それは誰も異論を挟む余地のない事実です。野本教授は当時も行政、特に厚生省（現　厚生労働省）には多大な影響を持つ人物でしたが、法制化検討が利権争いの場になった時点で、免疫ミルクはトクホから離脱せよと私たちに指示されました。以来、免疫ミルクは独自の道を模索しながらも、カテゴリーとしては安全性がきちんと評価された食品として流通しています。そして有効性について行政にお墨付き（許可）をもらうのではなく、独自に情報公開につとめ消費者にその判断を委ねるスタイルを貫いてきました。しかしながら今でも野本教授をして「これしかない、これ以上のものはない」と言わしめる免疫ミルクの実力は、間違いなく本物であるといえます。

野本教授と日々黎明塾

前述のとおり、野本教授は行政、特に医療行政に多大な影響と恩恵を与えた人物です。それは、野本教授が国立大学の一教授という立場を超えて、広く日本の医療の発展に貢献してこられた史実を見ても明らかです。社会問題となった丸山ワクチンやキノコ由来の抗がん剤クレスチンといった医薬品の再評価問題、脳死判定を巡って進まなかった臓器移植法の問題、抗生剤の多用が招いた院内感染問題など、医療に関わる様々な社会問題について、行政や官僚が最後の判断を委ねる存在、最後の解決請負人、それが野本教授であり、野本教授もそれを自らの役割と受け入れてきたと私は思います。しかしそれは常人のなせる業ではなく、ご自身も述べられているとおり常に主義主張と利害の対立する戦場に身を置く覚悟と、想像を絶するストレスとプレッシャーのなかで冷静に最善の判断を下していく精神力が求められたのです。まさに超人的な存在、スーパーマンにしか成し得ない業です。

野本教授の門下生たちを称して野本軍団と、西日本新聞にその紹介記事が掲載されたことがありましたが、当時の野本教授はやはり軍団を率いる大変厳しい闘将のイメージでした。しかし普段は弟子や学生たちを自らが手入れする里山、通称野本山に招き、バーベキューや宴会で日頃の労をねぎらい励ますなど、リーダーとしての懐の深さと人間的な魅力にあふれるお人柄です。アカデミアのみならず、多くの企業人や官僚にも野本教授を師と仰ぎ、慕う弟子たちがたくさんいるのがその証拠です。

実は私もその一人なのですが。野本軍団の本体ともいえる日々黎明塾は、まさにそういった産学官各界の垣根を越えて野本教授に憧れ、尊敬の念をもって慕う人々が集う場所でした。１９９０年当時、日々黎明塾の年次総会には全国から各界のリーダーたちが１０００名以上集結するまでに拡大していました。日本の新しい基幹産業としてのバイオインダストリーの創世期を担う人材が結集し、野本教授の教えを請うていたのです。

免疫ミルク黎明期（1995～2007年）

ＡＢミルク研究会の共同研究プロジェクトによって、免疫ミルクの安全性と有効性が日本においても科学的根拠を持って立証され、そしてその結果が5報の論文にまとめられ、信頼に足る国際的な学術雑誌に掲載されました。ここまでは大変順調な展開でした。ところがここで大きな誤算が生じます。野本教授が指導し、ＡＢミルク研究会の各社が個別商品化の機会として期待していたトクホ（特定保健用食品）が１９９１年スタートしますが、その内容は私たちの期待とは全く別物になってしまいました。先に述べましたが効能の表現が全くといってよいほど骨抜きにされてしまったのです。消費者に何も伝えることができない、消費者にとってどんなメリットがあるのかをはっきりと書けないという、なんとも意味不明な法律として出来上がってしまいました。野本教授が提唱した予防医療の切札とはかけ離れた別物になってしまったため、残念ですが免疫ミルクは早い段階でトクホ候補から離脱せざるを得ませんでした。

ＡＢミルク研究会に参加した企業は、免疫ミルクでトクホを期待していただけにショックは大きかったと思います。しかし彼らの最大の収穫は野本教授との共同研究で得た経験であり、研究者としての人材育成を野本学校においてできたことでありました。それは各企業がその後も野本研究室と産学のパイプを維持継続してきたことでも明らかです。この後ＡＢミルク研究会は一旦解散し、その成果は特許として権利を共有するものの、製品化については各社と協議のうえ、兼松が単独で輸入販売を開始することになったのです。トクホがなくても免疫ミルクは、多くの人に受け入れられると信じていたからです。

そして１９９５年、ようやく日本で第一号の免疫ミルク製品が、兼松ウェルネスから発売されるに至ります。トクホからは離脱したものの、免疫ミルクは医薬品に匹敵する効果がＡＢミルク研究会により実証されていましたから、その価値を正確に消費者に説明伝達するには、かなり専門的な知識が求められました。一方で研究成果の論文を目にした医療関係者から、実際に患者に投与したいという要請が多く寄せられ、必然的に免疫ミルクは、病院や薬局での取り扱いが増えていきました。特に1997年以降は、日本リウマチ学会において多くの免疫ミルク臨床報告がなされ、メディアにも取り上げられたため、薬局・薬店網を通じて全国に免疫ミルクの第一次ブームが広がります。

当時薬局・薬店ルートでは、プロポリスやアガリクス、霊芝など、多くの健康食品が高価で販売され、大きな副収入源となっていました。専門的な知識をもつ薬剤師が説明することで、消費者の信頼を得て、高価なものほどよく売れた時代です。免疫ミルクもそのブームに乗って、健康食品市場のヒット商品の一つに数えられるに至りました。しかし、そのブームは長続きしませんでした。1990年代後半から、薬局・薬店業界に大きな変革が起こったのです。

個人経営が多かった薬局業界が、大手の進出によりチェーン化され、一気にドラッグストア化されていったのです。同時に薬局の経営形態が変化し、店頭で薬剤師が消費者と対面で会話し、相談に乗り、製品を説明するという、昔ながらの薬屋さんのイメージは一掃されてしまいました。説明が必要な製品、特に免疫ミルクのような製品は売場から遠ざけられ、効率化、省力化のもと、テレビなどの広告で消費者がよく知る、売場では説明のいらない製品ばかりが棚に並ぶことになったのです。免疫ミルクのみならず、アガリクスなど多くの健康製品が売場を失った時代です。

免疫ミルク進化期（2008年～現在）

その後、免疫ミルクは新たな販路を求めてインターネット通販などでも紹介されますが、免疫ミルクを標榜するコピー商品の横行や、粗悪な品質の類似品、過当な値引き競争などにより、市場価値は大きく下降、消費者の興味を失うことになります。一方で免疫ミルクの研究本部である米国スターリ研究所は、日本の市場環境の変化を尻目に、台湾、マレーシア、中国で、急速に免疫ミルクの市場を拡大していきます。台湾では2003年衛生省が、SARS対策の一環として、免疫ミルクを政府推奨品リストに掲載するなど、政府が認める保健食品として爆発的に普及し、国民の支持を得ました。中国では上海などの大都市を中心に、子供の健全な発達成長と、アレルギーなどの現代病予防を願う若い富裕層に広がり、ブームになりつつあります。アジア諸国においては、免疫ミルクは着実に市民の支持を得て、保健のための定番品として普及してきていました。

そして日本でもようやく2008年新しい免疫ミルクが始動します。従来の免疫ミルクに比べて、約2～5倍の活性を持つMPCタイプが開発され、よりパワーアップした免疫ミルク製品が可能となったことをきっかけに、日本でスターリ研究所が直轄する日本法人、スターリジャパンが設立されたのです。日本の免疫ミルク第一次ブーム（1995～2000年）を支えたのは、店頭で消費者と対面し、対話のなかで免疫ミルクの価値を伝えた薬剤師の存在でした。しかしチェーン化されドラッグストア化した現代の薬局ではそれは望むべくもありません。そこで新たな普及戦略として免疫ミルクが選択したのは、口コミセールスでした。しかも、薬剤師のような専門家ではなく、実際に製品を愛用し、その価値を体感したユーザーを緩やかに組織し、自身の体験と評価を真実として伝えることで、口コミによる普及を狙ったのです。そして、その口コミに報酬を付与することで、積極的に促進を図りました。形式としてはネットワークビジネスと呼ばれ、訪問販売や通信販売とともに、ダイレクトマーケティングと呼ばれる販売手法の一つです。実は、アジアで先行している台湾もマレーシアも、当初からこの手法を採用して、免疫ミルクの普及に成功しており、日本も遅ればせながら、ようやくここにたどり着いたといえます。免疫ミルクは、すでに述べたとおり野本教授の説いた「生体防御」の考えを形にしたものであり、その普及はまさに「生体防御論」に基づく健康維持増進の実践なのです。

スターリジャパンの設立から10年を経て、免疫ミルクはＭＰＣタイプが加わり、大きく進化しました。一方で日本社会は、少子高齢化が極端に進む中で、年金、健康保険、介護保険といった社会保障制度が破綻しかけています。その有効な解決策は自分の身は自分で守るという「生体防御」の実践しかありえないのです。そして免疫ミルクの普及こそがその「生体防御」の実践であると考えます。

乳糖不耐症に配慮したMPCタイプも開発

免疫ミルクの進化形ともいわれるMPCですが、開発の目的はアジア人や黒人に多いといわれる乳糖不耐症対策でした。乳糖不耐症とは、牛乳を飲むとおなかがゴロゴロしたり、下痢をしたりする症状を指します。これは牛乳中に含まれる成分である乳糖を消化するための消化酵素が少ない、もしくは出ないために起こる症状で、病気ではありませんが不快感を伴うため体質的に牛乳を飲めない、あるいは苦手と感じてしまいます。どの位の量で不快な症状が現れるかはそれぞれ個人差があり、またその人の腸内環境にも影響するようです。免疫ミルクには、牛乳と同程度に乳糖が含まれていますので、牛乳でおなかがゴロゴロする人は、免疫ミルクを飲んでも同様に不快感を覚えます。そこでその原因となる乳糖をできる限り取り除き乳糖不耐症に配慮したものがMPCタイプの免疫ミルクです。

免疫ミルクは、母乳がすべての命を育むごとく、すべての人々の健康を守るべき使命をもって開発されています。したがって、利用者を選ぶことなく誰もが使えるものでなければならないと考えています。牛乳が苦手な人も安心して飲めるMPCの開発により予期しなかった素晴らしいことが起こりました。乳糖を取り除くことで、本来免疫ミルクのもつ抗体やその他の生理活性物質の含有率が上がって、相対的に濃い免疫ミルクになることは誰もが想像されると思いますが、その濃縮倍率以上に生理活性物質、特に炎症を抑える作用が強くなっていることが臨床試験などで確認されたのです。2002年の米国での試験では変形性の関節炎患者を対象に、従来の免疫ミルクに比較して、その5分の1から10分の1の量で同等の改善効果が認められたのです。もちろん副作用は一切報告されていません。

悪玉菌バスターズ

　免疫ミルクの効果を検証するために、スターリ研究所はもちろん、日本を含めた世界の医療従事者、研究者達が過去60年以上の長きにわたって、様々な観点から科学的な調査、実験を行ってきました。その詳細については、第2章において、これまで発表された多くの学術文献のデータをもとに検証していますが、なぜ免疫ミルクがこれほどまでに広範囲に結果を残すことができたのか、そのメカニズムについて考察してみたいと思います。

　ここでまず押さえておくべきことは、薬学的な表現になりますが、免疫ミルクは経口摂取であるということです。口から摂るということは、つまりは胃や腸で分解消化され、低分子の栄養素として吸収されるか、もしくは消化液で分解できなければそのまま便とともに体外に排出されるか、どちらかの運命をたどるということなのです。食品ですから至極当たり前なのですが、昨今の機能性食品、あるいはサプリメントと呼ばれる製品には、その大前提が誤解されたままのもの、または消費者にあえて勘違いさせるようなものが多いように思います。

たとえばコラーゲンや酵素などは、そのまま体内に吸収され再利用されるようなイメージがありますが、必ず消化分解され最終的にはアミノ酸などとして吸収されます。決してコラーゲンのまま、あるいは酵素のまま体に取り込まれることはないのです。免疫ミルクも例外ではありません。では、免疫ミルクはどのようにして私たちの体に働きかけているのでしょうか。その主戦場は、実は腸の中なのです。昨今、腸内細菌、あるいは腸内フローラという言葉を、テレビや雑誌でもよく目にするようになりましたが、これが免疫ミルクの第一のターゲットなのです。

腸内細菌は大腸、小腸合わせて一説には1000種類以上の細菌が500兆個以上棲息していると言われており、その種類も数も個人によって違うことが分かっています。顕微鏡で腸の中を見ると、1000種類以上の細菌が棲息している様子が植物が群生しているお花畑のようであるということから、「腸内フローラ」と呼ばれています（図1―4）。個々の細菌がどのように人間の健康に関与しているのか、その詳細はまだほんの一部しか解明されていません。しかし、病原菌による感染を防いだり、消化吸収を助けたりして、人間にメリットをもたらすのか、それとも病原性をもち、腐敗物質、発がん物質を作り出して、人間に害をもたらすのかという観点で、それぞれ善玉菌と悪玉菌という風に分類すると、全体の約2割が善玉菌、1割が悪玉菌に分かれるようです。そして残りの7割は日和見菌と呼ばれ、他の影響を受けて作用が変化し、善玉菌にも悪玉菌にもなる、あるいは全く未知のものも少なくないようです。

免疫ミルクは26種類の抗体の働きにより、悪玉菌を選択的に攻撃し体外に排出するため、劇的に善玉菌優勢の腸内環境を形成すると考えられています。その結果、日和見菌の作用変化も含めて私たちの健康維持に様々なメリットをもたらすというメカニズムです。このメカニズムは実は多くのプロバイオティクス製品、つまり乳酸菌やヨーグルトの効用を説明する理論でもあります。アプローチとしては、免疫ミルクは腸内の悪玉菌を抗体で直接補足して減らしますが、プロバイオティクスは善玉菌の仲間や援軍を口から大量に送り込み、腸内で悪玉菌との形勢を逆転させようという方法です。しかし実際には、ほとんどのプロバイオティクスは、腸内に棲息する善玉菌とは種類が異なり、まず定着することはありません。

また数の上でも１００億個、たとえ

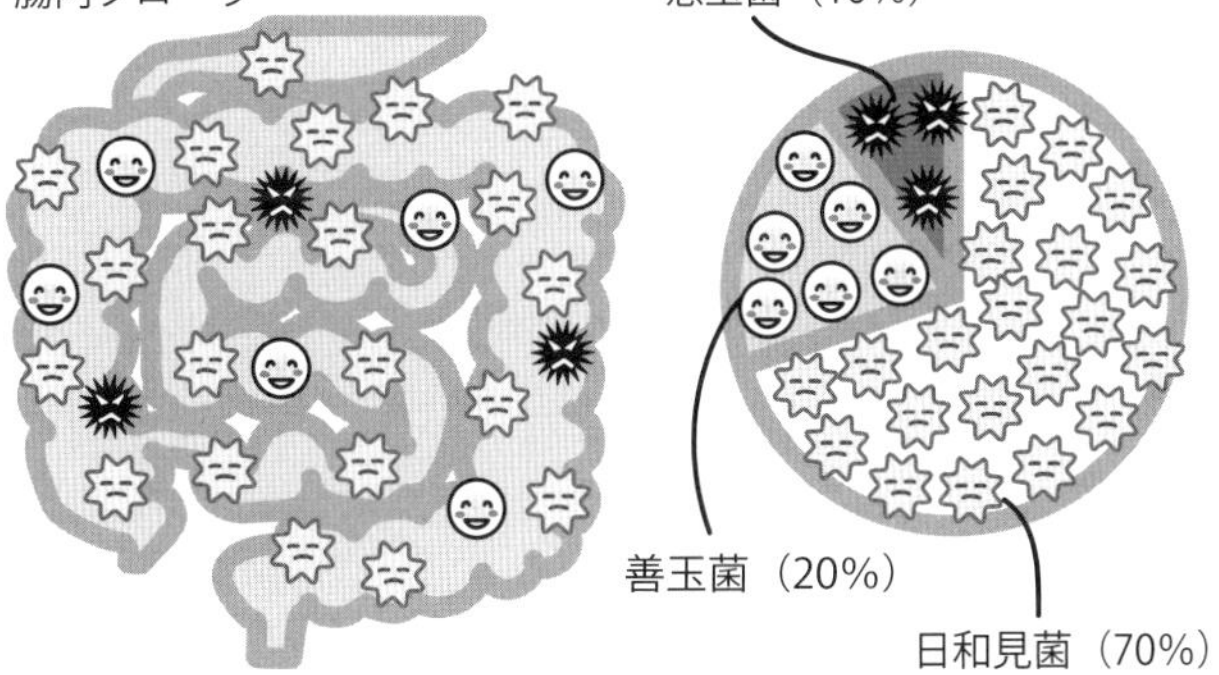

全体の70%を占める日和見菌は腸内菌のバランスが保たれていると悪さはしませんが、悪玉菌が優勢な時は悪玉菌へ加勢します。

図１―４　腸内フローラ

1000億個のプロバイオティクスを援軍として送り込んだところで、腸内にいる500兆個の細菌数から見れば、5000分の1、5万分の1に過ぎず、形勢を変えるにはあまりにも少数であるというのが現実なのです。同じメカニズムであっても、免疫ミルクとプロバイオティクスの結果に圧倒的な差が出るのは、悪玉菌を駆逐するという免疫ミルクにしかできないアプローチの違いにあると考えられています。

column

腸に関する〝すごい数〟のまとめ

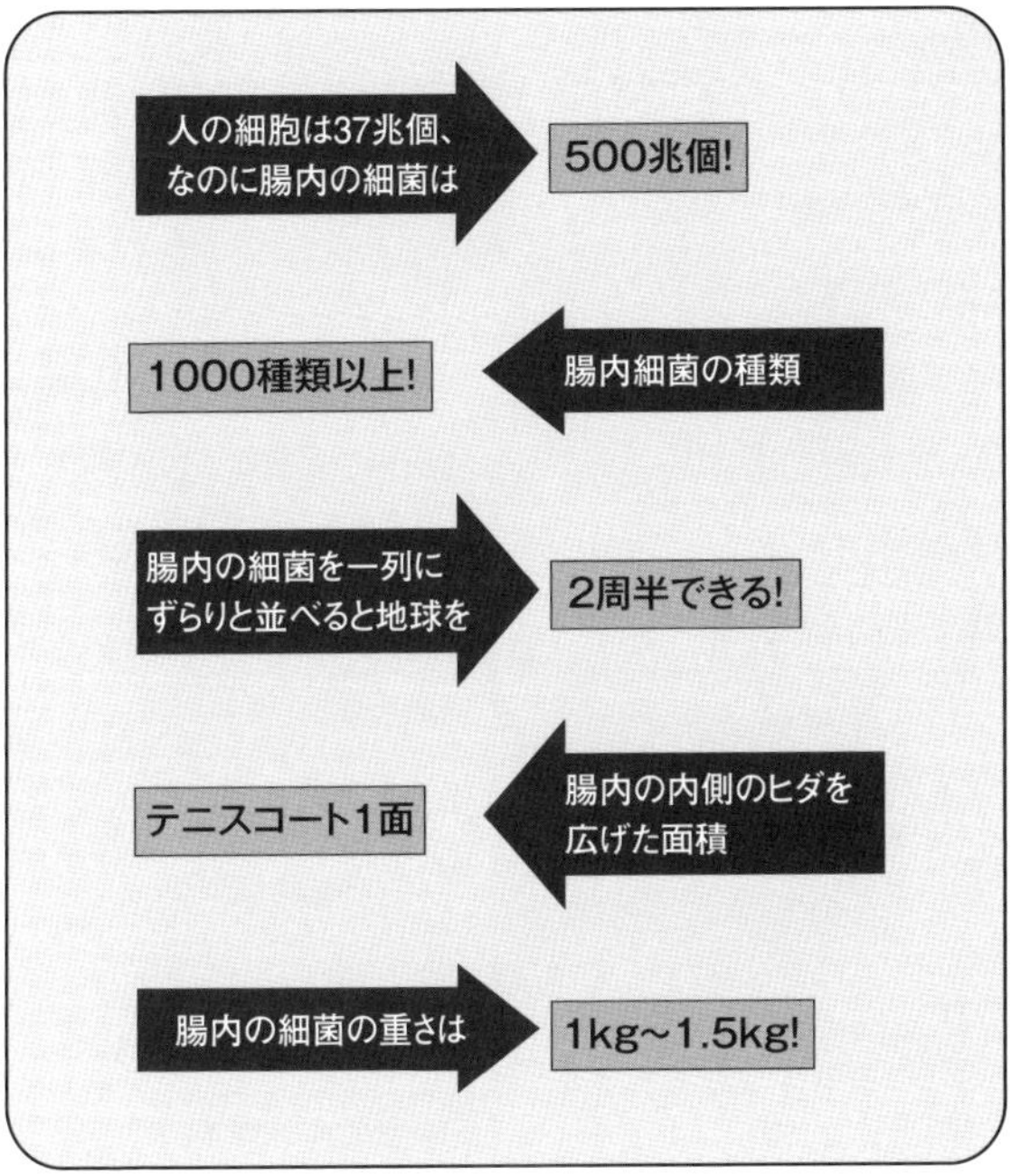
人の細胞は37兆個、
なのに腸内の細菌は
500兆個!
腸内細菌の種類
1000種類以上!
腸内の細菌を一列に
ずらりと並べると地球を
2周半できる!
腸内の内側のヒダを
広げた面積
テニスコート1面
腸内の細菌の重さは
1kg~1.5kg!

あなたの免疫度をチェックしてみましょう！

細かなことが気になってしまう	点	風邪を引くと長引く	点
最近ストレスを強く感じている	点	冷え性だ	点
朝起きると憂鬱になる	点	アレルギー体質だ	点
わけもなく泣きたい時がある	点	肌荒れ・ニキビに悩んでいる	点
人づきあいが苦手	点	膀胱炎などを起こしやすい	点
最近心から笑えない	点	夕方になると体がむくむ	点
自分は損をしていると思う	点	擦り傷などが治りにくい	点
年齢より老けて見られる	点	疲れやすい	点
過ぎたことをくよくよと考える	点	便秘や下痢をしやすい	点
人の目が気になる	点	肩こりや腰痛がある	点
最近眠れない	点	血圧が高い	点
ダイエットとリバウンドを繰り返している	点	虫歯や歯槽膿漏がある	点
週に4日は飲酒する	点	口内炎になりやすい	点
スナック菓子をよく食べる	点	煙草を吸う	点
朝の目覚めが悪い	点	外食やコンビニ弁当が多い	点
野菜はあまり食べない	点	できるだけ階段は使わない	点
運動不足だ	点	入浴はシャワーで済ませる	点
することがなく退屈だ	点	食事時間が決まっていない	点
		合計点数	点

免疫チェックシート　採点：はい＝2点、たまに（まあまあ）＝1点、いいえ＝0点で合計してください。

18点以下　おめでとう!

大変よい状態です。活発で病気にもストレスにも強い人ですが、無理をしやすいのもこのタイプ。よく働き、よく食べ、よく眠る。メリハリのある生活を続けましょう。

19〜36点　安心です!

まずまずの状態です。今のところトラブルの心配はありませんが、笑顔を忘れずバランスのとれた食事を心がければ免疫力はさらにアップします。

37〜54点　むむ、心配だなぁ

注意が必要な状態です。負荷のかかっている状態が続き免疫力が低下しています。生活改善で免疫力をアップし、病気やストレスに負けない体を作りましょう。

55点以上　あらら、まずいぞ

大変危険な状態です。疲れやストレスをかなり溜めこんでいますね。近い将来、大病を患う可能性もあります。すぐに生活の改善に取り組んでください。

第2章

免疫ミルクのサイエンス

1　生体防御の仕組み

まずは、第1章でも登場した生体防御という仕組みから説明しましょう。

生体防御とは、私たちの体において、外から侵入する微生物やアレルゲンなどの異物や死んだ細胞などの自己老廃物や腫瘍細胞を処理し、健康を維持する仕組みをいいます。生体防御力という概念は、１９８０年代初頭、前述しました野本亀久雄教授が提唱されました。「自然免疫」「獲得免疫」「復元力」がバランスよく働くことで保たれる「生体防御力」が予防医学の中心になりました。

リンパ球による免疫力は生体防御機構の中心ですが、皮膚や粘膜を構成する上皮細胞や食細胞、常在細菌叢も生体防御力の構成成分です（図2―1）。

免疫は、病原微生物やがん細胞などの有害異物を排除するために存在します。一方で、過剰な免疫反応は自己免疫やアレルギーなど、私たちの体に傷害を与えます。外から侵入してくる細菌やウイルスなどの外来抗原を認識して排除する一方で、花粉などの外来抗原に反応してアレルギー反応を引き起こします。また、がん化した自己細胞を認識して排除する一方で、本来反応しないはずの自分の体の成分に反応して自己免疫病を引き起こすこともあります。このように、免疫はもろ刃の剣といえます。

本来、免疫系は微生物から宿主を防御する生体防御機構として存在していますので、細菌、寄生虫やウイルスなどの病原微生物の侵入に対する感染防御機構として免疫をとらえ

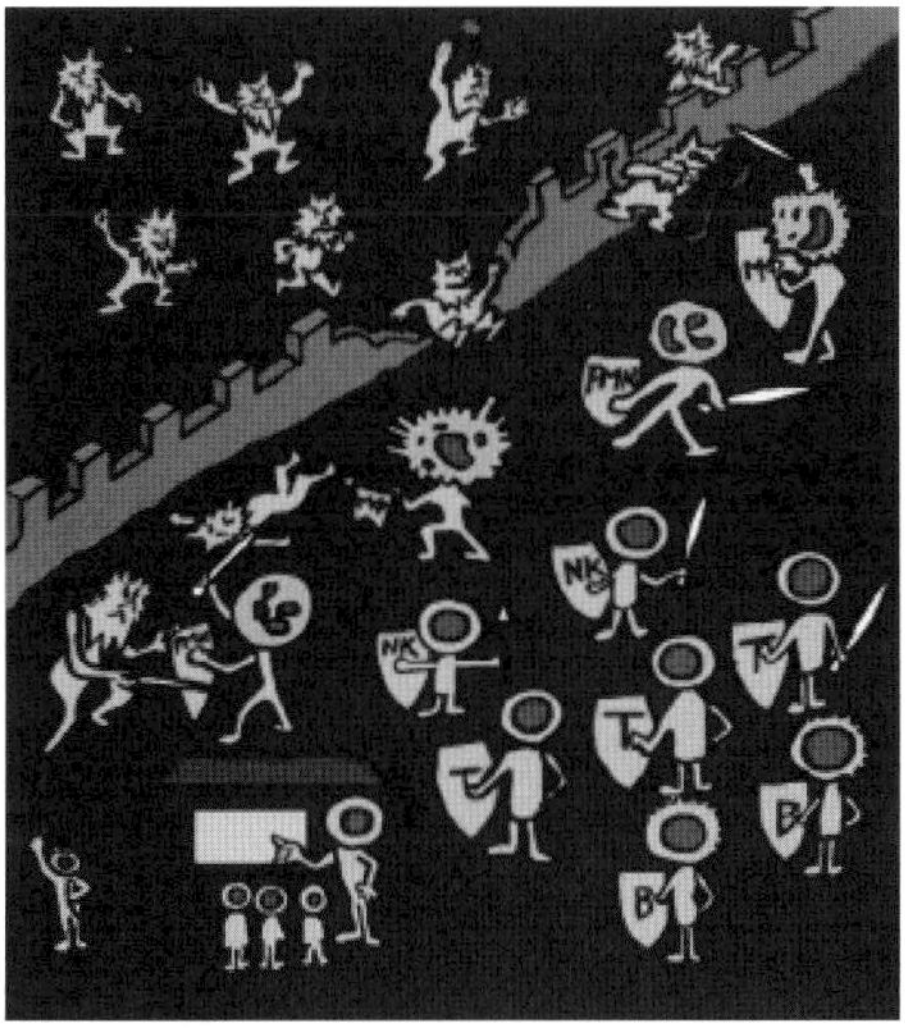

図２―１　生体防御のあらまし

免疫系は病原微生物から宿主を防御する生体防御機構として存在しています。微生物の侵入に対してまず、好中球（PMN）やマクロファージ（Mφ）などの食細胞が補体とともに防御に働きます。ナチュラルキラー（NK）細胞などの自然免疫リンパ球は、感染の早期に反応して早期防御を担います。最後に、T細胞とB細胞がサイトカインや抗体を産生し微生物を排除します。

ると、免疫が理解しやすくなります。

病原体の侵入を防ぐ第一線のバリアーとしてまず皮膚や粘膜面でのバリアーがあります。皮膚は何重もの上皮細胞層で覆われ、また上皮細胞間は密な結合で病原体の侵入を防いでいます。気管支の上皮細胞の細かい毛（繊毛）は、微生物を体の外へと排出します。気管や消化管、尿路等の粘膜上皮は粘液で被覆されており、病原微生物の侵入を阻害しています。膀胱や尿管では、尿による物理的洗浄が微生物の排除に役立っています。

皮脂腺から出た皮脂は、皮膚に常在する細菌から産生された脂肪分解酵素によって脂肪酸に分解され、皮膚を弱酸性にすることで病原体の増殖を抑えています。粘液には抗菌活性を持つ因子が含まれて殺菌作用を示します。胃液は塩酸によってｐＨが低く抑えられており、病原微生物を殺菌します。

これらの粘膜上皮による第一線のバリアーを乗り越えて体に侵入した微生物に対して、様々な防御因子が感染防御を担っています。私たちはアメーバのような食細胞で主に担われる自然免疫と、リンパ球によって担われる適応免疫（獲得免疫）の２つの免疫機構でこの侵入者を撃退します（図２―２）。

自然免疫では、好中球やマクロファージなどの食細胞が細菌の細胞壁やウイルスの核酸など、私たちの体にはない成分（病原体関連分子パターン）を認識して貪食、破壊します。またナチュラルキラー（ＮＫ）細胞などの自然免疫リンパ球は、感染の早期に反応して感染した自分の細胞を破壊します。

生体内に侵入した微生物が、自然免疫のバリアーを突破して数日以上生体内に存在すると、Ｔ細胞とＢ細胞が微生物抗原を認識し、増殖と機能分化の結果、ヘルパーＴ細胞、キラーＴ細胞、抗体産生Ｂ細胞となり、サイトカインや抗体を産生し、また細胞傷害活性で微生物を最終的に排除します。これが適応免疫（獲得免疫）です。

ヘルパーＴ細胞は、主に細胞内で増える細菌やウイルスを排除する細胞性免疫を誘導するタイプⅠヘルパーＴ細胞（Ｔｈ１細胞）とＢ細胞の抗体産生による液性免疫を誘導するタイプⅡヘルパーＴ細胞（Ｔｈ２細胞）に分けられます。また、好中球を誘導して炎症反応を担うＩＬ‐17産生Ｔ細胞（Ｔｈ17細胞）と過剰な免疫反応を制御するレギュレーターＴ細胞（Ｔｒｅｇ細胞）が存在します（図２―２）。病原体との戦いに勝利して排除を完成した活性化Ｔ細胞、活性化Ｂ細胞はほとんどが死滅しますが、一部は記憶細胞として残ります。適応免疫は記憶によって免疫が持続することが特徴で、この特徴はワクチンへ応用されています。

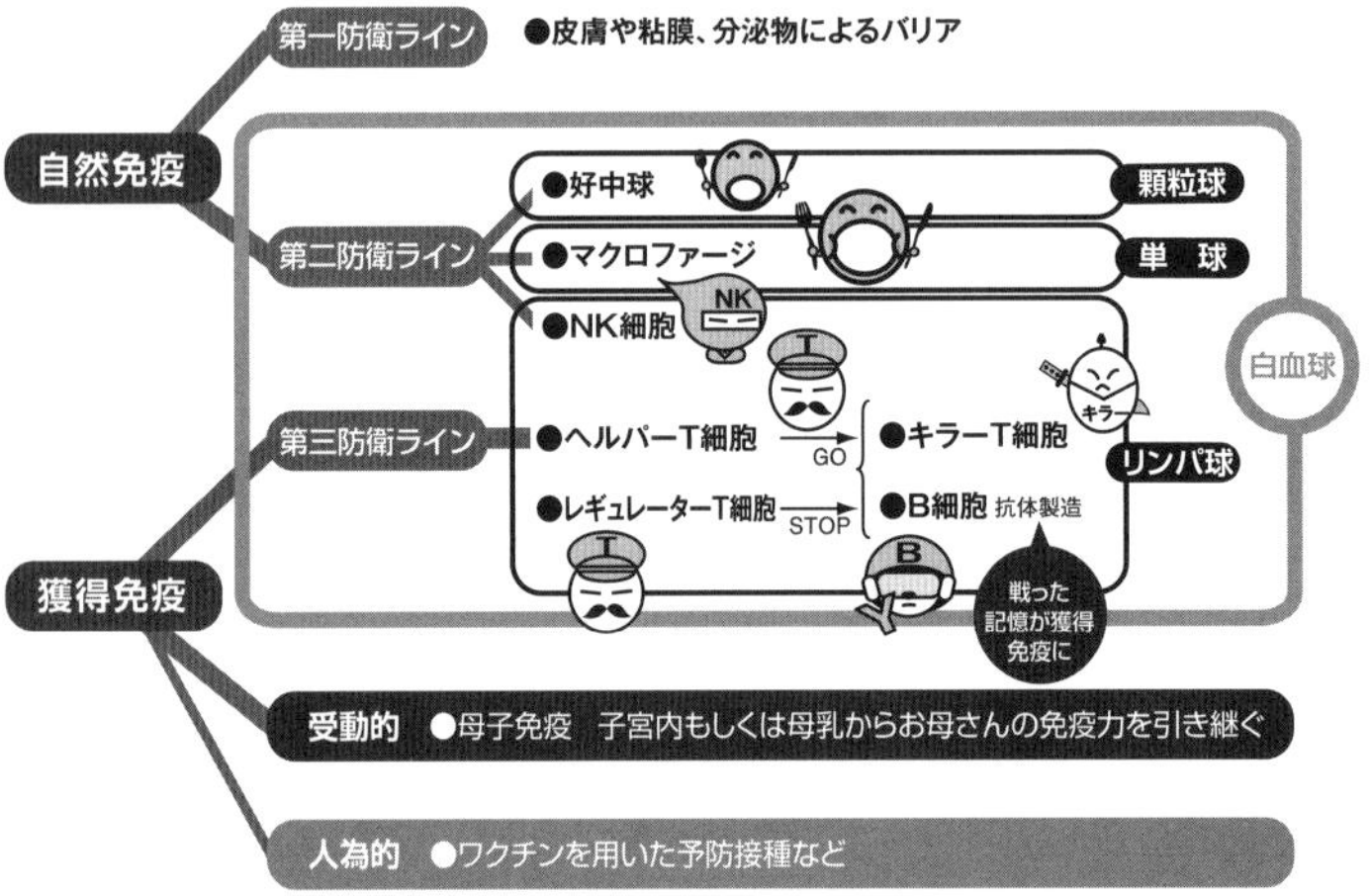

第二防衛ライン	好中球　パトロール隊。顆粒球の仲間。殺菌作用がある。
	マクロファージ　パトロール隊。体内に侵入した病原菌・ウイルスを捕食、ヘルパーT細胞にそれを伝達。
	NK（ナチュラルキラー）細胞　パトロール隊。がん細胞や病原菌・ウイルスに感染した細胞を攻撃。
第三防衛ライン	ヘルパーT細胞　マクロファージから受け取った情報を分析、増援が必要な場合は情報伝達物質サイトカインを放出。サイトカインは免疫の攻撃部隊を活性化。
	B細胞　ヘルパーT細胞の情報から抗体を産生し、病原菌・ウイルスを攻撃。サイトカインにより分裂・増殖。抗体の記憶が獲得免疫となる。
	キラーT細胞　サイトカインの誘発で感染細胞やがん細胞を殺す。
	レギュレーターT細胞　戦いの終了時にキラーT細胞とB細胞に撤退を命令。

図2―2　生体防御を担う免疫システム

2　腸内フローラと免疫ミルク

①腸内フローラの構成

腸内の常在細菌叢（腸内フローラ）について、第1章で少し触れましたが、腸内フローラは、我々の健康維持にとって重要です。その構成を明らかにするためにいろいろな方法が試みられてきました。

しかし、腸内フローラには嫌気性菌が多く、細菌の培養法でそのすべての構成細菌を決めるのは困難でした。一方で細菌の16Sリボソーム RNA（rRNA）遺伝子の塩基配列をシークエンサーで自動的に解読する方法（16S解析）でその構成を解析しようと試みられましたが、膨大な時間と費用がかかることがその進展を妨げていました。

2008年頃より、従来のシークエンサーの100万倍の解読スピードをもつ種々の超高速シークエンサー（次世代シークエンサー）が実用化され、大量の塩基配列データを情報学と統計学を駆使して解析できるようになりました。この次世代シークエンサーを用いて細菌のゲノム・遺伝子配列を網羅的に収集・解析する方法をメタゲノムといいます。この方法で細菌情報と遺伝子（＝機能）情報の両方の解析が可能となりました。このメタゲノム解析の結果、腸内細菌は500兆以上1000種類以上いることが分かってきました。

腸内細菌叢は、主にフィルミクテス門（ラクトバシラス属、クロストリジウム属、連鎖球菌属など）とバクテロイデス門（バクテロイデス属）に分けられます。フィルミクテ

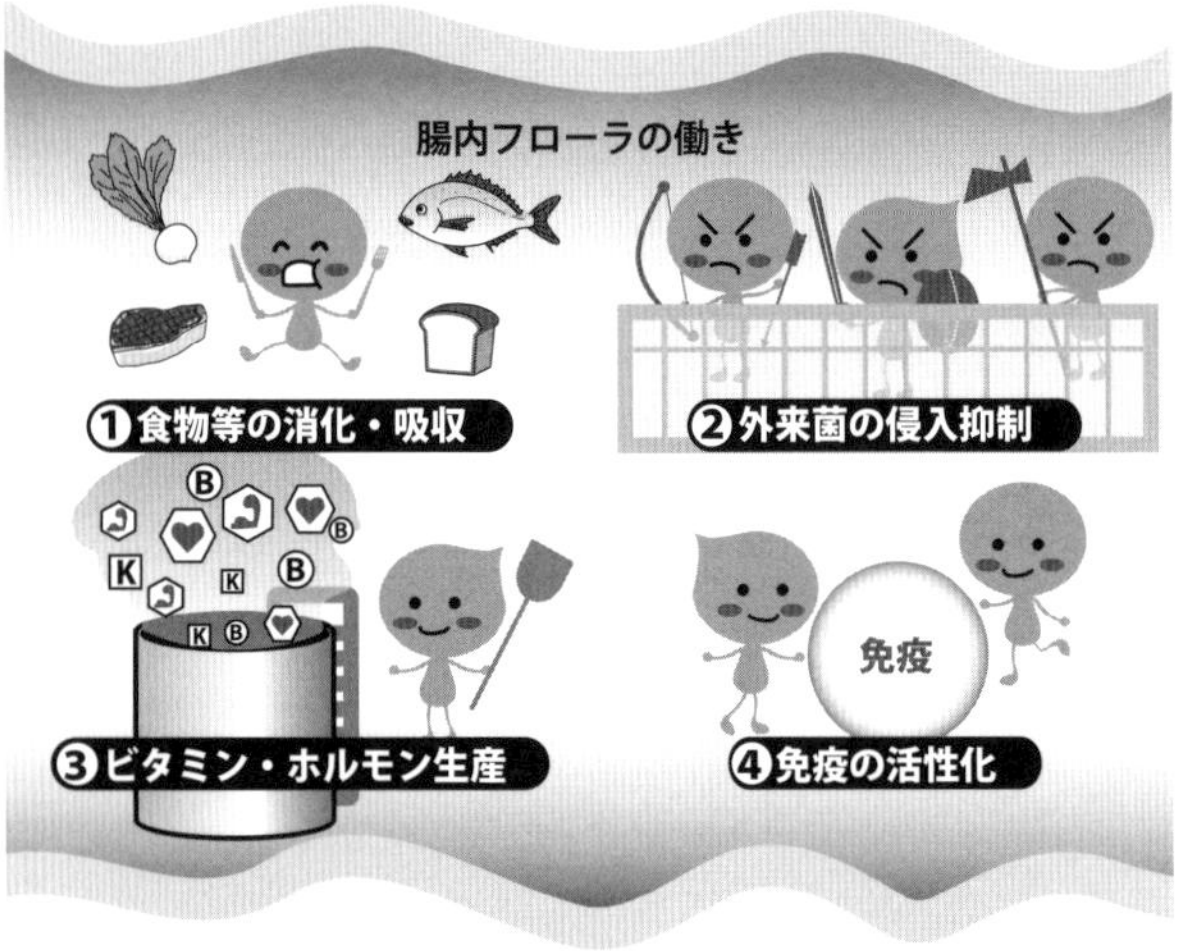

図2―3　腸内フローラの役割

ス門は「デブ菌」、バイテロイデス門は「ヤセ菌」といわれています（後述します）。ビタミンの合成など機能的な役割を担っているのは、全体の1％に過ぎないプロテオバクテリア門（大腸菌）が主体となります。

②腸内フローラの生理的役割（図2―3）

病原細菌などの微生物が何らかの機序で腸管粘膜に付着したとき、腸管腔内に常在している腸内フローラの作用によって、腸管腔内での病原菌の爆発的増殖は抑制されます。腸内フローラは食物繊維を消化することによって短鎖脂肪酸を産生して腸管内のpHを弱酸性に維持して病原細菌の増殖を抑制します。

また、抗生物質様物質（バクテリオシン）を産生して病原菌の増殖を抑制します。さらに腸内フローラは我々の免疫を活性化して病原菌の体内への侵入を防いでいます。

一方で腸内フローラは、ビタミンＢ２、ビタミンＢ６、ビタミンＢ12、ビタミンＫ、葉酸、パントテン酸、ビオチンなどのビタミン類の生成をしたり、ドーパミンやセロトニンを合成して私たちの体の代謝にも重要な役割を担っています。

腸内フローラの腸管での粘膜免疫、そして全身の免疫の活性化と維持に重要な役割を担っていることが、最近の研究で明らかになりつつあります。腸内フローラは腸管粘膜上皮細胞を刺激して、デフェンシンなどの液性防御因子を産生させます。さらに粘膜面では腸内フローラによる持続的刺激によって多量のＩｇＡ抗体が産生されており、微生物と結合して、微生物が腸管粘膜に付着、侵入することを防いでいます。腸管のパイエル板はリンパ球が集合しているリンパ系組織であり、ここでＩｇＡ産生Ｂ細胞が生まれます。

ＩｇＡは直接腸管フローラで活性化されたＢ細胞から直接産生される場合と、パイエル板で、腸管フローラで活性化されたヘルパーＴ細胞がＩｇＡ産生Ｂ細胞の産生を促す場合があります。ヘルパーＴ細胞にはＴｈ１細胞、Ｔｈ２細胞、Ｔｈ17細胞、Ｔｒｅｇ細胞が存在しますが、腸内フローラがその活性化に重要な役割を担っていることが分かっています。腸内フローラの枯草菌（Bacillus subtilis）やラクトバシラス属によるＴｈ１のタイプ誘導、クロストロジム属によるＴｒｅｇタイプ誘導、クロストリジウム属のセグメント菌はＴｈ17タイプ誘導をするなど、腸管免疫応答に影響を与えています（図２―４）。

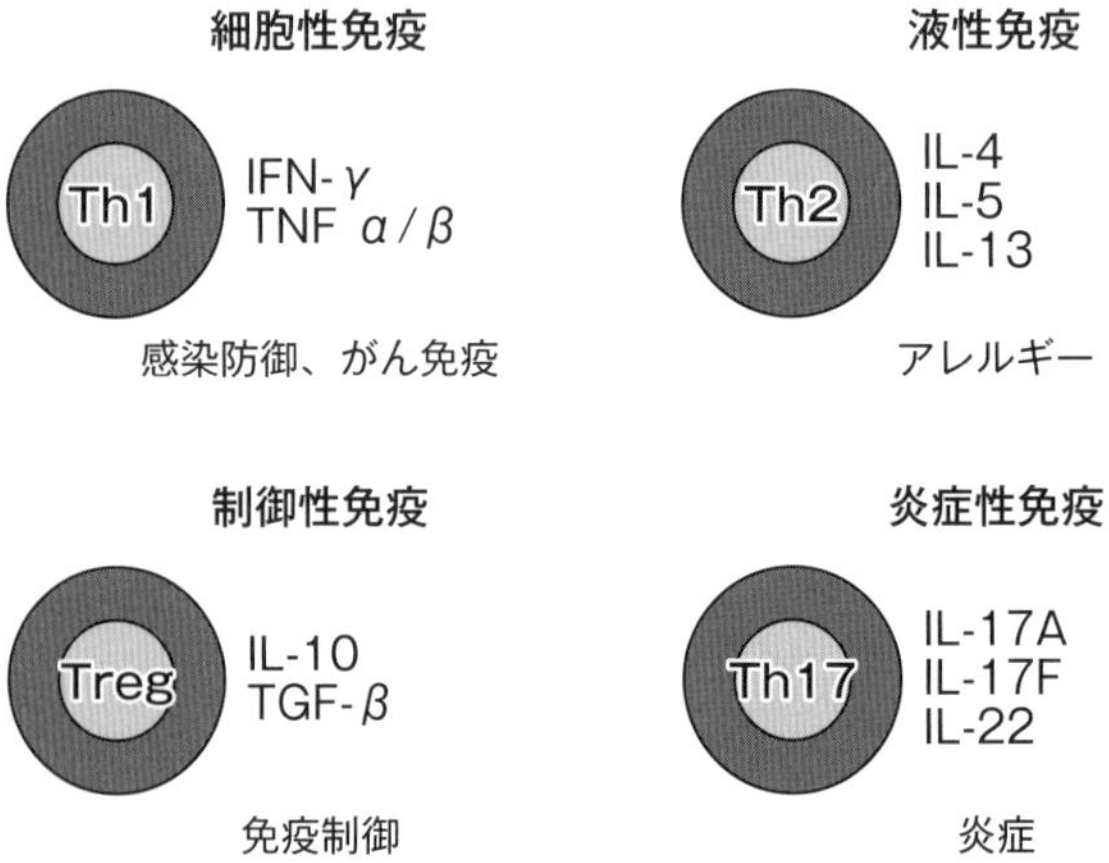

図２―４　腸内細菌と腸管免疫の関係
腸内細菌の種類によって免疫系が選択的に活性化されます。

③腸内フローラと病気の関係

病気に罹ると、健康なヒトとは異なった細菌組成や構成菌種からなる腸内細菌叢が形成され、これを腸内フローラの変容（ディスバイオシス）といいます。肥満や糖尿病などの代謝系疾患、アレルギーや炎症性腸疾患などの免疫系疾患、多発性硬化症や自閉症、うつ病等の神経系疾患では、しばしばこの腸内フローラ変容（ディスバイオシス）を認めます。この変容がヒトの腸管細胞に作用して、病気を慢性化したり寛解したりするといわれています（図２―５）。

・「デブ菌」と「ヤセ菌」がある!?

肥満マウスの腸内フローラではバクテロイデス門「ヤセ菌」が少なく、フィルミクテス門「デブ菌」が多いことが報告されています。肥満マウスでは痩せたマウスに比べてフィルミクテス門に属するクロストリジウム属が飛びぬけて多く存在していました。実際、無菌マウスに肥満マウスの腸内フローラを移したところ肥満マウスとなりました。ヒトの例でも同様の報告があります。通常は「デブ菌」と「ヤセ菌」の比率が４：６ですが、「デブ菌」の比率が増えると肥満につながってしまう可能性が高いとのことです。

一方、フィルミクテス門とバクテロイデス門との比率は、人間の肥満と一貫した関連性がないことも指摘されています。フィルミクテス門の細菌は脂質やたんぱく質を好み、バクテロイデス門の細菌は食物繊維を好むので、逆に言えば高食物繊維・低エネルギー食を続ければフィルミクテス門の菌が減り、太りにくくなります。したがって原因というより

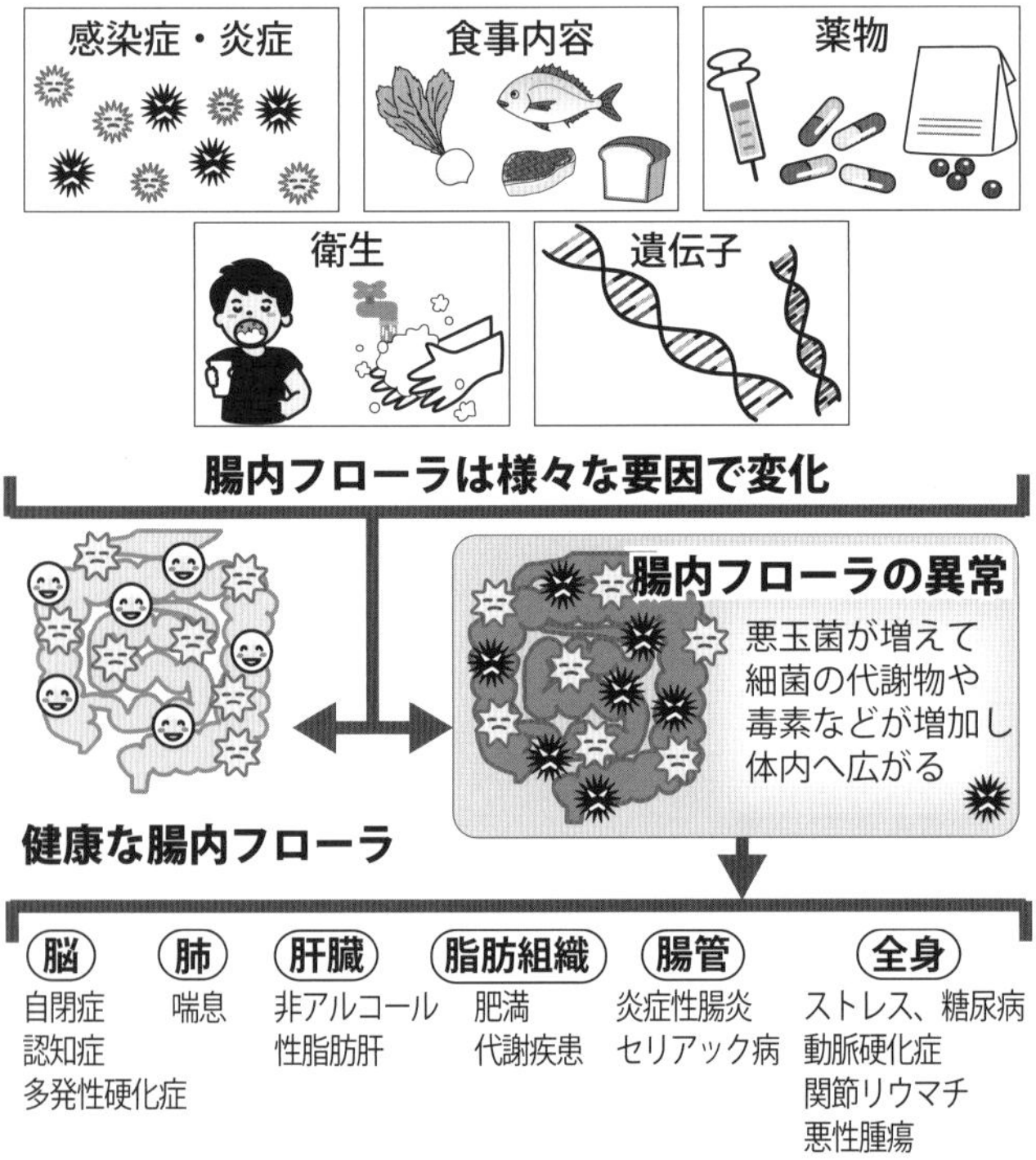
感染症・炎症
食事内容
薬物
衛生
遺伝子
腸内フローラは様々な要因で変化
腸内フローラの異常
悪玉菌が増えて
細菌の代謝物や
毒素などが増加し
体内へ広がる
健康な腸内フローラ
脳
自閉症
認知症
多発性硬化症
肺
喘息
肝臓
非アルコール
性脂肪肝
脂肪組織
肥満
代謝疾患
腸管
炎症性腸炎
セリアック病
全身
ストレス、糖尿病
動脈硬化症
関節リウマチ
悪性腫瘍

図2―5　腸内フローラと病気の関係

も高食物繊維・低エネルギー食を続けた結果として痩せてフィルミクテス門の菌が減ったとも考えられます。

このように、食習慣によって腸内フローラのバランスは大きく異なります。牛肉や豚肉の過剰摂取では、腸内フローラは健康上不利益の多いバランスに陥りやすく、カロリー制限や低脂肪かつ食物繊維が多い食事では、腸内フローラのバランスが改善することも報告されています。

・糖尿病との関係

腸内フローラは食物繊維を消化することによって短鎖脂肪酸を産生します。糖尿病ではインスリンが出にくくなりますが、その原因と考えられるのが酢酸、酪酸などの短鎖脂肪酸の減少です。短鎖脂肪酸は脂肪の取り込みを抑え、肥満を防ぎます。短鎖脂肪酸が減ると、インスリンの分泌も減ってしまうのです。

・うつ病等との関係

うつ病患者の脳では、幸せな気持ちをもたらすといわれている神経伝達物質の一つ、セロトニンが少ないことが分かっています。セロトニンの約90％は腸にあります。腸内フローラによってセロトニンの前駆体が作られ、それが脳に届き、合成されてセロトニンになると考えられています。うつ病患者は腸内環境が悪化している場合が多く、セロトニンの前駆体を作ることが困難です。そのため脳にセロトニンが少なくなってしまうと考えられています。

また、自律神経と腸内環境が相互に良い関係であることも重要です（図2―6）。

・腸内環境は様々な病気に関係する

第1章で触れたように、昔から腸内フローラを善玉菌と悪玉菌に分類することがあります。前者は宿主の健康維持に貢献し、後者は害を及ぼすとされます。腸内フローラの全体の2割を占めている善玉菌と呼ばれるものにはビフィズス菌に代表されるビフィドバクテリウム属や、乳酸桿菌と呼ばれるラクトバシラス属がありま す。これらの細菌は乳酸や酪酸など有機酸を作ると同時に、免疫細胞を活性化させてくれるのです。

一方、腸内フローラの全体の1割を占めている悪玉菌にはウェルシュ菌に代表されるクロストリジウム属や大腸菌などがあり、悪臭のもととなる腐敗物質や二次胆汁酸、ニトロソアミンといった発がん性のある物質を作ります。また悪玉菌は動物性のたんぱく質などをエサにして、硫化水素やインドール、スカトール、アンモニアといった毒素を作り出します。この毒素に

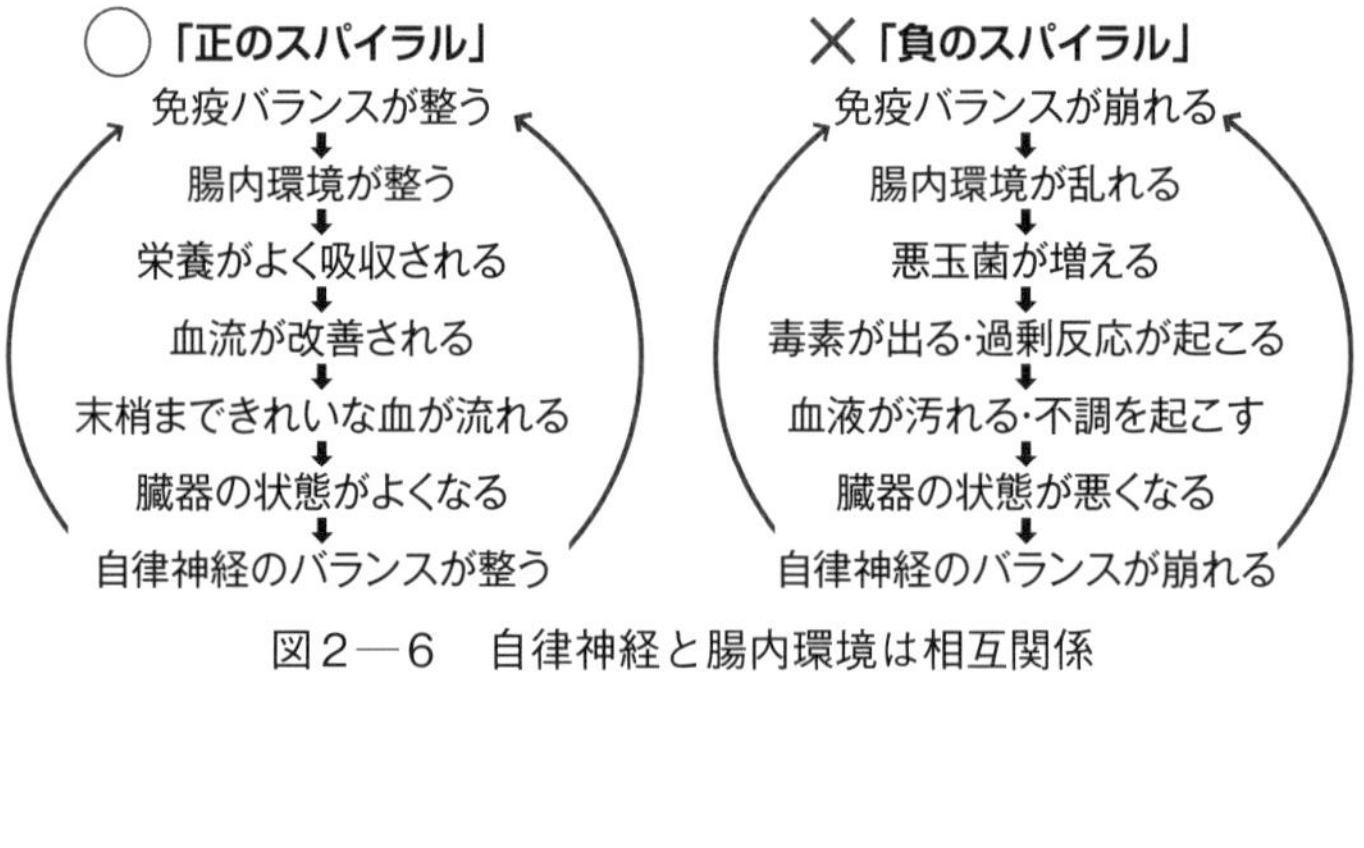
○「正のスパイラル」
免疫バランスが整う
腸内環境が整う
栄養がよく吸収される
血流が改善される
末梢まできれいな血が流れる
臓器の状態がよくなる
自律神経のバランスが整う
×「負のスパイラル」
免疫バランスが崩れる
腸内環境が乱れる
悪玉菌が増える
毒素が出る･過剰反応が起こる
血液が汚れる･不調を起こす
臓器の状態が悪くなる
自律神経のバランスが崩れる
図2―6　自律神経と腸内環境は相互関係

よって腸の消化・吸収力が低下すると、栄養素が全身に行きわたらなくなってしまいます。また、悪玉菌が優勢で腸内環境が悪化すると、便秘や下痢、便が臭うなど、体調に変化が現れます。悪玉菌は有機酸の多い環境では生育しにくいと考えられており、善玉菌は悪玉菌を駆逐してくれる存在といえます。

善玉菌や悪玉菌に必ずしも分類されず、他の菌の影響を受けて作用が変化するものを日和見菌と呼びます。日和見菌は全体の７割を占め、プロテオバクテリア門腸内細菌科大腸菌（非病原性）、全体の４割を占めるバクテロイデス門バクテロイデス属（非病原性）、フィルミクテス門のユーバクテリウム属、ルミノコッカス属、クロストリジウム属（非病原性）などが挙げられます。

今まで述べてきたように腸内フローラの変容が、糖尿病、うつ病だけでなく、がん、心臓病、アレルギー、認知症のような病気との関連性が高いことが分かってきています。また肥満・血清脂質（コレステロールや中性脂肪など）・血糖など、様々な代謝と相関していることが報告されています。したがって腸内フローラのバランスを変化させることによってヒトの健康改善につながることが考えられます。正常化の方法として腸内の善玉菌が栄養源に利用できるが悪玉菌は利用できないオリゴ糖（プレバイオティクス）や乳酸菌（プロバイオティクス）を摂取して腸内環境を整える方法があります。

④腸内フローラと免疫ミルク

免疫ミルクは1958年のスターリ氏の26種類の腸内細菌を無害化したワクチンをウシに投与して得た免疫ミルクです。26種類の腸内細菌の内訳はフィルミクテス門に属する14種類の連鎖球菌（化膿性連鎖球菌タイプ1、3、5、8、12、14、18、22、ミティス菌、サングイス菌、サリバリウス菌、ミュータンス菌、アガラクチア菌、肺炎球菌）と2種類のブドウ球菌、8種類のプロテオバクテリア門に属する大腸菌、サルモネラ菌、チフス菌、アエロゲネス、クレブシエラ肺炎桿菌、緑膿菌、インフルエンザ菌、プロテウスブルガリス、赤痢菌と、1種類のアクチノバクテリア門プロピオニバクテリウム アクネスです（表2―1）。

免疫ミルクはこれらの細菌に対する免疫抗体（IgG、IgA）と生理活性物質を含んでいます。もちろん、経口摂取で取り入れた抗体は、大部分は腸に達するまでに消化されてしまいますし、またウシ由来ですので、ヒトの体内に入って免疫力を発揮することはできません。しかし、消化を逃れた一部の抗体は、腸管でこれらの細菌と結合すると考えられます。

免疫ミルクには腸内環境を良好な状態へ誘導する作用があります。そのことを証拠立てる臨床事例として興味深い研究報告があります。2001年7月に開かれた第一回国際プロバイオティクス学会で発表された「健常女子における免疫ミルクの腸内菌叢に及ぼす影響」と題する研究報告です。健常女子学生60名を対象に、免疫ミルク乳清たんぱく質製品

表2―1　免疫ミルク作成に使われている26種類の細菌

26種類の細菌（抗菌）	主な感染症
ブドウ球菌（2種）	食中毒、膿瘍、敗血症等
化膿性連鎖球菌（8種）	心内膜炎、リウマチ熱等
アエロゲネス	尿道炎、膀胱炎
大腸菌	食中毒、下痢、腎盂腎炎等
サルモネラ	食中毒
緑膿菌	膿瘍、敗血症、気道感染症等
クレブシエラ	肺炎、尿路感染
チフス	腸管感染食中毒
インフルエンザ	気管支炎、骨髄炎、中耳炎
S.ミティス	肺炎、心内膜炎
P.ブルガリス	尿路感染、中耳炎
赤痢菌	赤痢
P.アクネス	ニキビ
S.サングイス	心内膜炎、虫歯
S.サリバリウス	口腔・鼻腔感染
S.ミュータンス	虫歯
S.アガラクチア	乳腺炎、尿路感染
肺炎連鎖球菌	肺炎、骨膜炎、膀胱炎等

（バナナ味ドリンク顆粒）を用いて、排便回数および便性状の影響を検討したものです。試験は11週間（77日）を7期に分け、1日20グラム（1袋）を3週間摂取させる方法で影響をみるという方法をとりました。その結果、摂取期と拝摂取期時の比較において、摂取期にはビフィズス菌の有意の増加が認められ、ウエルシュ菌は飲用後に有意に減少することが確認されました。また、飲用後の排便ｐＨ、糞便水分量の増加、アンモニアの有意の変化が認められたのです。こうした結果から報告は次のように考察しています。

「免疫ミルクはミルク抗体を含む抗体食品であり、乳酸菌やオリゴ糖による整腸作用とは異なる作用機構が考えられる。ミルク中の抗体はＩｇＧが多く、ＩｇＧは加熱殺菌や消化酵素に対する抵抗性を有しており、悪玉細菌を直接的に作用し排除することで腸内菌叢を整えると思われる。本研究で免疫ミルク抽出物は、対照食摂取よりも腸内細菌の改善を促したが、これはミルク抗体が改善を促したものと考えられる。」

腸内細菌は私たちの生体防御機構が正常なら、体内に侵入することなく共生して代謝や免疫にメリットを与えてくれますが、一旦生体防御が破綻すると体に侵入して日和見感染症を引き起こします。免疫ミルクは、生体防御力の落ちている高齢者、抗がん剤の副作用や放射線治療で免疫力が低下しているがん患者に、一定の好影響を与えるだろうということがマウスの基礎研究から分かりました。

・免疫ミルクのがん患者への影響

致死量の抗がん剤（５‐ＦＵ）を投与したマウスの試験を紹介します。５‐ＦＵは細胞

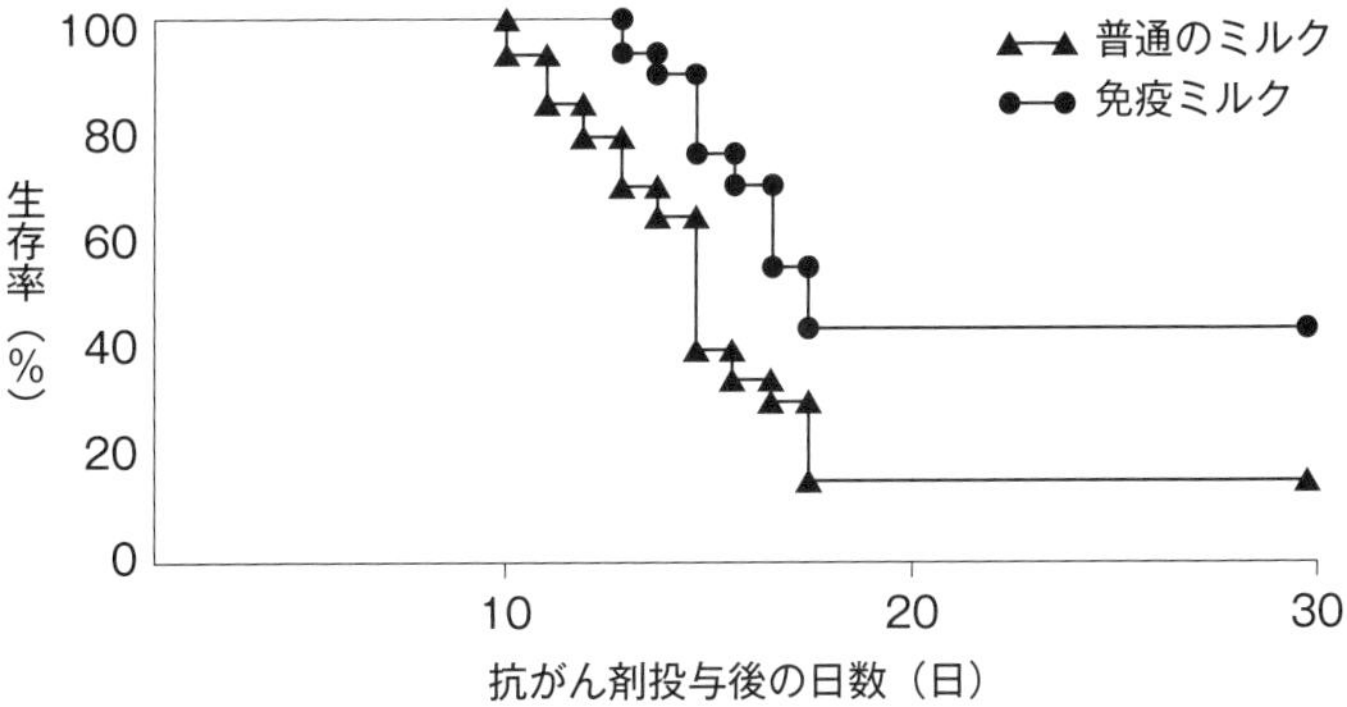

図2―7　抗がん剤（5-FU）投与後のマウスの生存率の比較

増殖が盛んながん細胞の増殖を阻止しますが、同時に上皮のバリアーや免疫力が破壊されるという副作用があります。

7日間、普通のミルクを与えたグループ（▲の線）と、免疫ミルクを与えたグループ（●の線）それぞれ10匹に、0日目に致死量の5-FUを投与して比較しました。25日後、普通のミルクグループでは1匹しか残りませんでしたが、免疫ミルクグループでは4匹が生き残っていました（図2―7）。

また、がんの治療に使われる放射線照射の副作用への免疫ミルクの効果について参考になる実験が行われています。放射線照射前に免疫ミルクを飲んだマウスと飲んでないマウスに関する研究です。

免疫ミルクを飲んだマウスは放射線によって激化した腸内の環境を復元することにより、顕著に延命率の改善がみられました。放射能に対しては毎日の生活の中で、できる限りの影響を打ち消す努力が必要です。免疫力（生体防御力）の低下を招くストレスの典型的なものの一つは放射線であり、また薬剤です。

図2—8は、致死量の放射線を照射したマウスについての試験です。放射線照射により、骨髄が破壊され免疫力がなくなってしまったマウスによる試験です。図2—8の上図の横軸は日数、縦軸は生存率です。本試験実施までの7日間、予め普通のミルクを与えたコントロールグループ10匹（▲の線）と、免疫ミルクを与えたグループ10匹（●の線）とに、0日目で致死量の放射線を照射して両グループの生存率を比較しました。結果、図のとおり通常ミルクのグループでは照射の1週間過ぎぐらいから死に始め、10日過ぎには6匹、20日過ぎには2~3匹、25日過ぎには1匹しか生き残っていません。それに対して免疫ミルクのグループは25日過ぎても5匹が生き残ってそのまま生き続けました。ここに大きな生存率の差がみられます。

図2—8の下図は先ほどの放射線照射マウスを解剖し、消化器管内の腸内細菌の数を比較してみたものです。縦軸は腸内細菌の数を表しています。左が普通のミルクグループで、右が免疫ミルクグループです。図のとおり、腸内細菌の数が、普通のミルクグループに比べて免疫ミルクグループでは、大腸で10分の1、小腸と盲腸では数十分の1です。しかし驚くことに、この腸内細菌（悪玉菌）の数が、消化器管から遠く離れた深部の臓器においても、普通のミルクグループと免疫ミルクグループで大きな差が見られます。悪玉菌の数が免疫ミルクグループに比して普通のミルクグループでは、肺で10倍ほど、肝臓や腎臓で

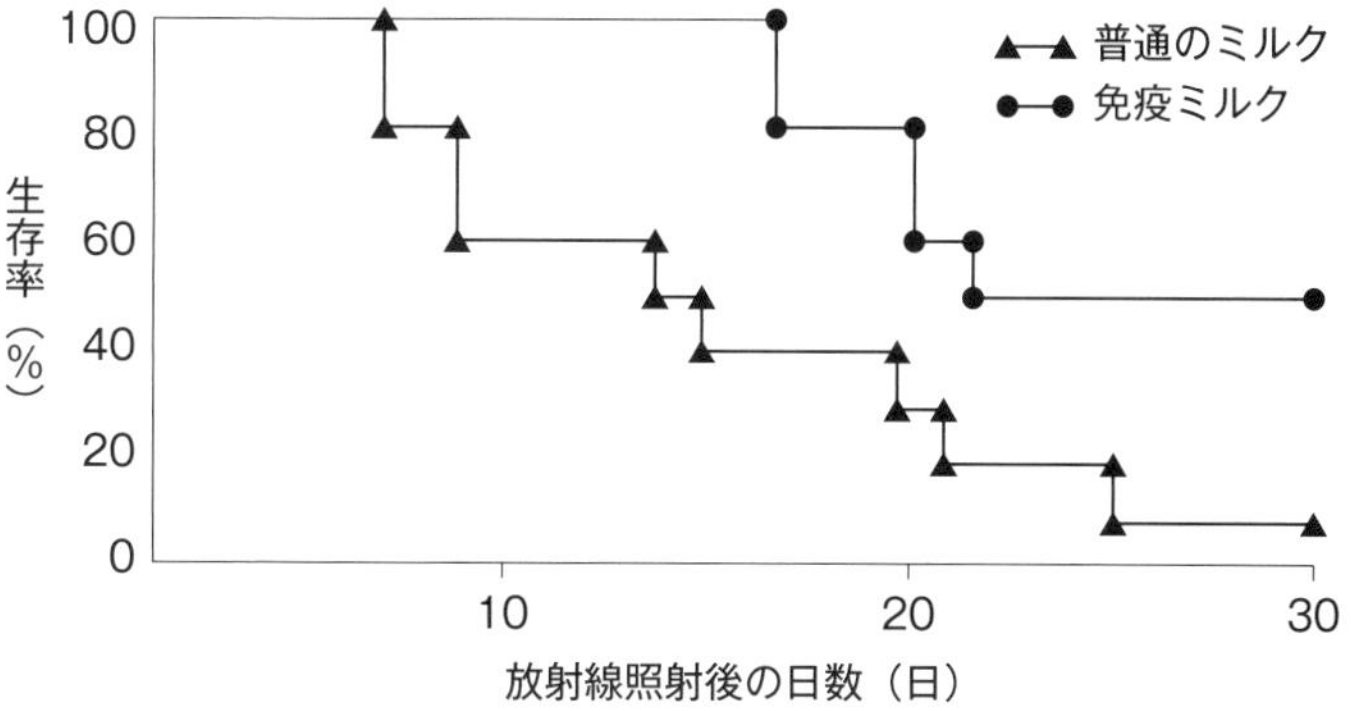

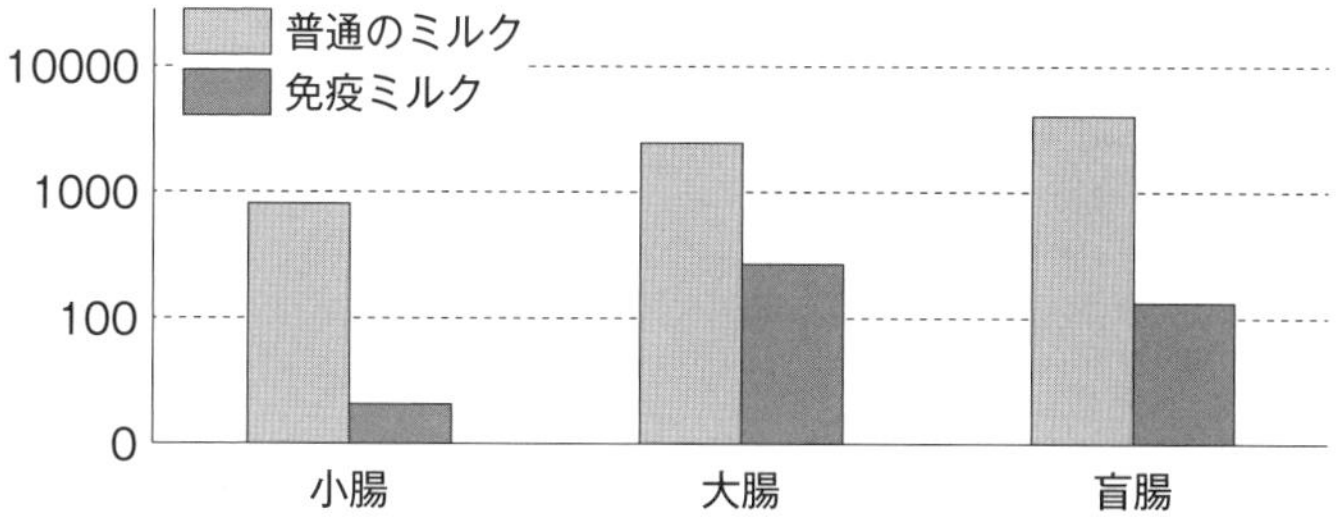

図2―8　上図：放射線照射後のマウスの生存率の比較。下図：腸内細菌数の比較

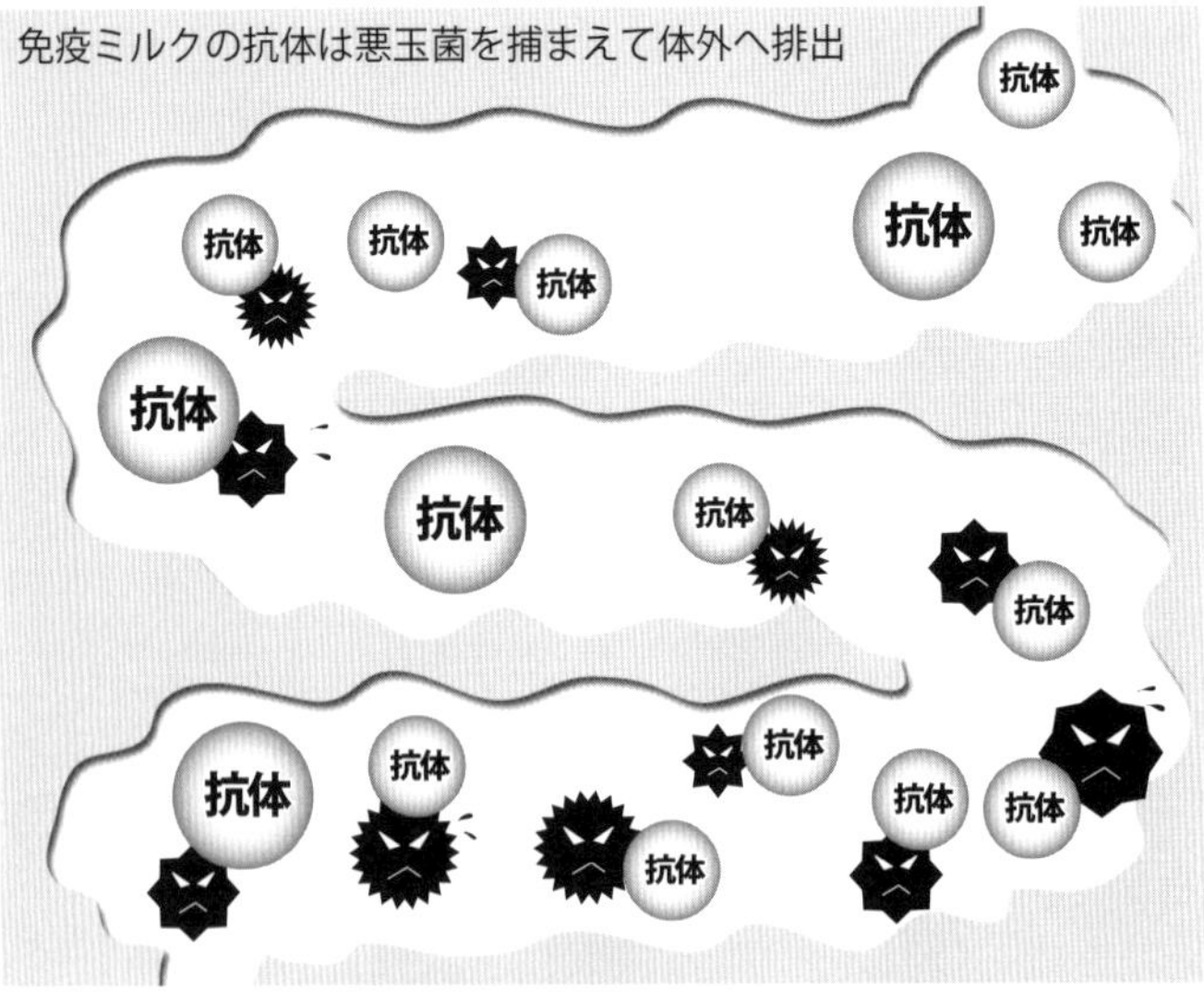
免疫ミルクの抗体は悪玉菌を捕まえて体外へ排出
抗体
図2—9　免疫ミルクの腸内フローラへの効果

は数十倍ほども多いのです。つまり過酷なストレスによって免疫力（生体防御力）が低下した普通のミルクグループのマウスは、バリアーを突破した腸内細菌が、遠隔の臓器へ感染することによって死んでいったのではないかと考えられます。

免疫ミルクに含まれる抗体は、直接の病原体に結合することによって免疫不全による日和見感染を防いだと考えられます（図2—9）。一方でマウスの実験から免疫ミルクの投与によって感染防御に重要な役割を担うTh1細胞が活性化することが分かりました。

免疫ミルクに含まれる抗体によって腸内細菌の構成に変化がき

ためめに、腸内の善玉菌を増やし、悪玉菌を減らし、腸内の生体防御を有利に展開させるのです。また免疫ミルクに含まれる抗体以外の生理活性物質による直接の影響が考えられます。

私たちのマウスを用いた研究では、腸内細菌の悪玉菌（いわゆる病気を起こす菌）が身体に入るような条件である放射線や化学療法剤を大量に投与したマウスでは、腸管の免疫がまず落ちて、腸内の病原菌が身体に行きわたって増殖しますが、免疫ミルクを飲ませたマウスは多くは生き残りました。これは免疫ミルクの抗体が悪玉菌の腸管からの侵入を直接防ぐと共に、免疫ミルクにより腸内フローラの調整と生理活性物質によって腸管の免疫さらに全身の免疫を活性化させ、日和見感染を防いだと考えられます。

column

危険にさらされた腸内環境

長い歴史の中で日本人は消化に時間のかかる雑穀などを主食としてきたため、腸の長さは肉食中心の欧米人の２倍といわれています。

しかし、私たちの食生活は欧米化され、脂肪の摂りすぎや食物繊維の不足、さらにはストレスや睡眠不足などによって腸は活動が弱まっています。長い腸に排便力の低下で便秘の悩みを抱える人も多く、腸内には悪玉菌が増え、善玉菌が減る傾向にあります。

また、加工食品に含まれる粗悪なたんぱく質は、悪玉菌の餌となります。食生活の乱れた私たちの腸は日々危険にさらされ、悲鳴を上げ続けているのです。

3　がんと免疫ミルク

①がんと免疫

私たちの身体のすべての細胞と私たちの寿命が同じということではありません。細胞は古くなったものは死んで、また新しい細胞ができ、それを繰り返して一定の調和を保っています（新陳代謝）。この過程で、遺伝子に傷が付くなどして異常（変異）が起こり、さらに進むとがんの元となるがん細胞が発生します。がん細胞に変化した細胞は、身体の調和を無視してどんどん分裂を繰り返し増え続け、数年から十数年かけて、身体の組織や臓器の中で腫瘍となります。腫瘍は周囲の臓器を圧迫し、また転移して臓器の正常な働きを妨げます。

腸内細菌の全体の１割を占めている悪玉菌は、二次胆汁酸やニトロソアミンといった発がん性のある物質を作ります。また、クロストリジウム・アリアケ（アリアケ菌）という腸内細菌ががんを引き起こすことも明らかにされました。アリアケ菌は細胞を老化させる物質ＤＣＡという物質を排出するのですが、このＤＣＡは細胞を老化させます。老化した細胞が周囲に発がん性物質を出すことで、がん細胞が生まれてしまうのです。

病原菌やウイルスなどが体の中に入ったときに、身を守ろうとするのが免疫です。１日５０００個以上生まれているといわれるがん細胞のほとんどが大腸で発生していますが、そのがん細胞に対抗するのも免疫です。そんな重要な役割を担う免疫細胞の約70％は腸に存在しています。免疫の機能を万全な状態で働かせるためには、腸内環境が重要です。がん細胞は、もともと自分の身体の細胞で、微生物のような自然免疫を活性化する構造を細胞表面にはもっていないので、自然免疫が活性化されにくいといえます。

ＢＲＭ（biological response modifier）療法という、細菌や真菌のもつ自然免疫活性化物質を投与してがんの予防や強い適応免疫を誘導させようという方法があります。自然免疫で、ナチュラルキラー（ＮＫ）細胞は重要な役割を担っていますが、がん細胞はしばしば自分の正常なマーカーであるＨＬＡ（主要組織適合性抗原）を発現しなくなります。するとＮＫ細胞は自分の細胞マーカーをもっていない細胞を殺して腫瘍として育つのを防ぎます。長期のストレスでがんの発生率が上がるのは、ＮＫ細胞が減少するからと考えられています。がん細胞が増殖し続け、腫瘍として固まりとなると、免疫を抑制する因子を産生します。すると適応免疫が起こらなくなり、腫瘍はどんどん大きくなるのです。したがって、自然免疫を常に正常に保っていることががんにならない予防なのです。

ＮＫ細胞は、正常細胞ががん細胞に変化した段階で殺すことで、がんの予防に働きます。がん細胞が増殖して（臨床的な）がんとなった場合、ＮＫ細胞だけではがんの原発巣の排除は難しいですが、転移は防ぎます。

がん細胞は元々自己細胞由来のため抗原は少ないのですが、ウイルスで誘導されたがん細胞はウイルス由来の抗原を発現しています。がん細胞は元々遺伝子が変異してがん化したものが多く、この変異遺伝子にコードされたペプチドががん抗原となります。また、がん細胞は激しく増殖する過程で遺伝子の変異が起こり、それの産物ががん抗原となります。他にがん細胞には胎児期のみに発現していた分子を発現することがあり、また自己抗原でも過剰に発現するとがん抗原となります。これらのがん抗原に対してT細胞やB細胞が認識してキラーT細胞や抗体が産生されます。がんに対する免疫として、キラーT細胞が最も効果を示します。

がん細胞もこれらの免疫から逃れる仕組みを持っています（免疫監視エスケープ機構）。腫瘍からTGF－βというサイトカインが過剰に産生されることによって、強力な免疫抑制活性を示します。慢性感染症と同様にがんにおいても、T細胞は繰り返す抗原刺激により疲弊します。疲弊T細胞は、疲弊分子（PD－1、CTLA－4、TIM－3、LAG－3）を発現するようになり、これら疲弊分子によりキラーT細胞は機能を消失します。その結果、適応免疫が起こらなくなり、腫瘍はどんどん大きくなるのです（図2―10）。

がん細胞が増え続け、いわゆる臨床的にがんとなったときの治療には、外科的に切除する方法、放射線治療、化学療法および免疫療法の4つの柱があります。免疫療法には、がん細胞の表面に対する抗体に毒素をつけたミサイル療法や抗体をT細胞に遺伝子導入したキメラ抗原受容体発現T細胞（CAR－T細胞）療法、免疫細胞を取り出して試験管内で活性化してまた戻す免疫細胞療法、がん抗原に対するワクチン療法、最近では免疫を抑制する免疫疲弊分子を抗体でブロックしてT細胞を再活性化するチェックポイント療法などの開発が進んでいます。抗原性があるがんが少ないこと、自然免疫活性化する必要がある

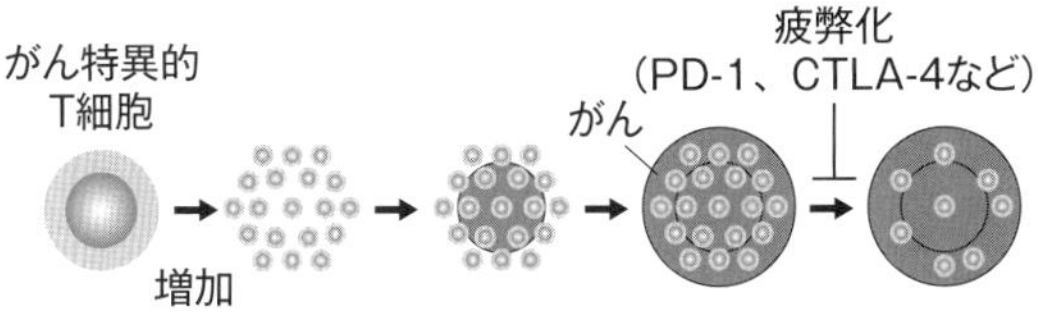

図２—10　がんにおけるＴ細胞の疲弊
がんにおいて、T細胞は繰り返す抗原刺激により疲弊します。疲弊T細胞は、疲弊分PD－１、CTLA－４、TIM－３、LAG－３を発現します。これら疲弊分子とそのリガンドとの結合により発生する負のシグナルによってT細胞はより機能を消失します。すると適応免疫が起こらなくなり腫瘍はどんどん大きくなります。

こと、免疫抑制が強いなど、単独では根治は難しいという問題点があります。これらすべてを合わせた集約的治療が重要です。しかし何と言っても自然免疫を常に正常に保っていることが、がんにならない一番の予防でしょう。

②がんの予防

がんにならない予防としては腸内環境の整備が重要です。まずプロバイオティクス（乳酸菌）は、腸内細菌叢のバランスを改善することにより生体に有益な作用を及ぼします。プレバイオティクス（オリゴ糖）は乳酸菌の増殖を助け、腸内細菌叢のバランスを改善します。

免疫ミルクは悪玉菌を体外へ排出させる作用がありますので腸内環境の調整の予防に効果が期待されます。マウスに免疫ミルクを与える実験では、免疫ミルクを投与したグループは腸内フローラの改善が著しく、腸管内の生体防御の環境は最善しました。ＱＯＬ（クオリティオブライフ）というものがあります。医学上ではがん

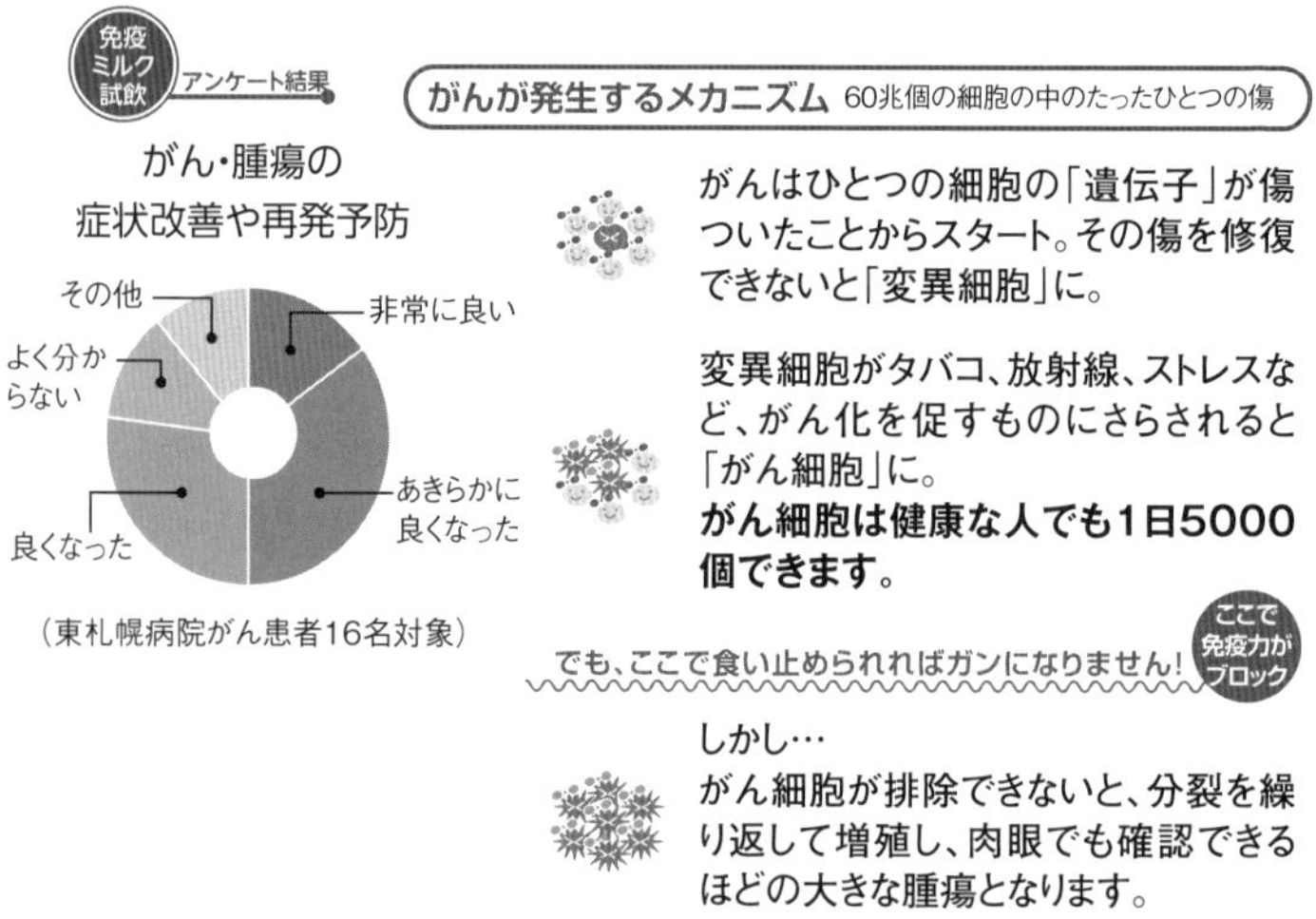
免疫ミルク試飲
アンケート結果
がん・腫瘍の
症状改善や再発予防
非常に良い
あきらかに良くなった
良くなった
よく分からない
その他
（東札幌病院がん患者16名対象）
がんが発生するメカニズム　60兆個の細胞の中のたったひとつの傷
がんはひとつの細胞の「遺伝子」が傷ついたことからスタート。その傷を修復できないと「変異細胞」に。
変異細胞がタバコ、放射線、ストレスなど、がん化を促すものにさらされると「がん細胞」に。
がん細胞は健康な人でも1日5000個できます。
でも、ここで食い止められればガンになりません！
ここで免疫力がブロック
しかし…
がん細胞が排除できないと、分裂を繰り返して増殖し、肉眼でも確認できるほどの大きな腫瘍となります。

図２―11　免疫力とがんの関係

など、長期療養を要する病気などは治療の際に患者さんへ多くの苦痛が伴います。そのような患者さんが自ら理想とする人間らしい生活が実現できるかどうか、ということが医学会では問題とされています。

１９９８年に東札幌病院が行った免疫ミルク試飲調査の満足度調査では、「あきらかな改善」と「改善」を合わせて60%という結果でした。厳しい治療中であっても、できるだけ楽に生活をしたい場合には有効だと思われます。この研究データを紹介してみたいと思います。がん患者のQOLの向上についてです。この実験は１９９８年５月から１９９９年３月にかけて、東札幌病院に入院または通院する進行がん患者さんを対象に行ったものです。解析対象のがんは乳がん、胃がん、左上腕骨軟骨肉腫、子宮がん、食道がん、腎がん、直腸がん、肺がん、膵《すい》がんの９部位、例数は乳がんが８名、他のがんはいずれも１名ずつ、合計16名でした。患者さんに免疫ミルクを継続的に飲んでもらい、ＱＯＬおよび各種症状への影響をみたわけですが、試飲２ヵ月で行った改善程度への患者満足度では「著明改善」と「改善」合わせて60％という結果が出ました。

身体的症状で改善程度が高かったのは、「腹部の膨満感」「疼痛」「倦怠感《けんたいかん》」「めまい」「便秘」などでした。前にも触れたように、がん患者のかなりの割合ががんそのものによって亡くなっているというよりむしろ、免疫力の低下による感染症の併発で亡くなっています。免疫ミルクは悪玉菌を体外へ排出させる作用で腸内環境の調整し、さらに腸管免疫活性を通して全身の免疫力を維持する効果が期待されます（図２―11）。

4　リウマチと免疫ミルク

①自己免疫病としての関節リウマチ

自己抗原に対する免疫反応による組織傷害が自己免疫病です。健常者は自己の抗原に対して免疫寛容が成立していますので、自己抗原に対して免疫反応は起こりません。自己抗原を認識するＴ細胞やＢ細胞は分化成熟する過程で除去されますが、除去は完全ではなく、末梢に分布したＴ細胞やＢ細胞の中にも自己抗原を認識するものが一部残っています。これらのリンパ球は、末梢では不十分な抗原刺激によって不応答となり、またTreg細胞による抑制機序により、抗原刺激による活性化が制限され自己免疫が起こらないようになっています。しかし、いろいろな原因でこの免疫寛容が破綻すると、自己抗原に対する強い免疫反応によって自己免疫疾患が発症します。

頻度が多い代表的な自己免疫病として、グレービス病、関節リウマチ（RA）、橋本甲状腺炎、1型糖尿病（インスリン依存性糖尿病、IDDM）多発性硬化症、全身性エリトマトーデス（SLE）、シェーグレン症候群などが挙げられます。罹患部位によって、全身性自己免疫疾患と臓器特異的自己免疫疾患に分類されます。

全身性自己免疫疾患には、全身性エリトマトーデス（SLE）、関節リウマチ、シェーグレン症候群、強皮症、多発性筋炎などがあり、臓器特異的自己免疫疾患としてグレービス病、橋本甲状腺炎、1型糖尿病（インスリン依存性糖尿病、IDDM）、多発性硬化症、グッドパスチャー症候群、自己免疫性悪性貧血、重症筋無力症などがあります（表2―2）。

自己免疫疾患のうち、患者数が最も多いのが関節リウマチです。世界保健機関（WHO）は、その有病率は0・3～1％、女性に多いと報告しています。欧米では人口の約1％。国内の有病率は欧米よりも低く0・4～0・5％とされ、全国では60万～70万人の患者がおり、年間1万5000人が新たに発病するとの報告があります。

関節リウマチでは慢性的に関節炎（滑膜炎）が起こり、関節障害を引き起こします（図2―12）。病変部位は滑膜です。これらの障害にはマクロファージ、B細胞、T細胞、好

表2―2　代表的自己免疫疾患

グレービス病
関節リウマチ
橋本甲状腺炎
1型糖尿病（インスリン依存性糖尿病、IDDM）
多発性硬化症
全身性エリトマトーデス（SLE）
シェーグレン症候群

中球など、様々な細胞が関与しますが、CD4T細胞の関与が有力です。誘導型ペプチジルアルギニンデイミナーゼによりアルギニン残基がシトルリン残基に変換された自己たんぱく質がマクロファージ、B細胞などの抗原提示細胞からヘルパーT細胞を活性化します。B細胞はリウマトイド因子を産生します。リウマトイド因子とはIgGに対する自己抗体であり、複合体を形成し、好中球によって貪食されます。活性化した好中球はプロスタグランジン、リソゾーム酵素、活性酸素などを産生し、組織に対して障害をもたらします。

また、マクロファージが活性化すると、IL-1、TNF-αなどの炎症性サイトカインを産生し、滑膜細胞の増殖や骨破壊を起こします。また、IL-1はT細胞の活性化を起こし、さらに、IL-6はB細胞の分化を促進させ、リウマトイド因子の産生を増大させ、関節滑膜に大量に蓄積してしまうことで炎症を引き起こし、骨まで変形していきます。

治療は非ステロイド抗炎症剤、ステロイド、抗サイト

症状はこんなところから

肩

- 角度によって痛い。
- 腕が上がらず後ろにも回らない。
- 服の脱ぎ着が痛くてつらい。

手・腕

- 朝、指がこわばる。
- 痛くて雑巾がしぼれない。
- つらくて重い物が持てない。

腰

- 立ったり座ったりがつらい。
- 曲げると痛い。
- 長時間立っていられない。

足

- 階段がつらい。
- 歩き始めがつらい。
- かがむと痛い。

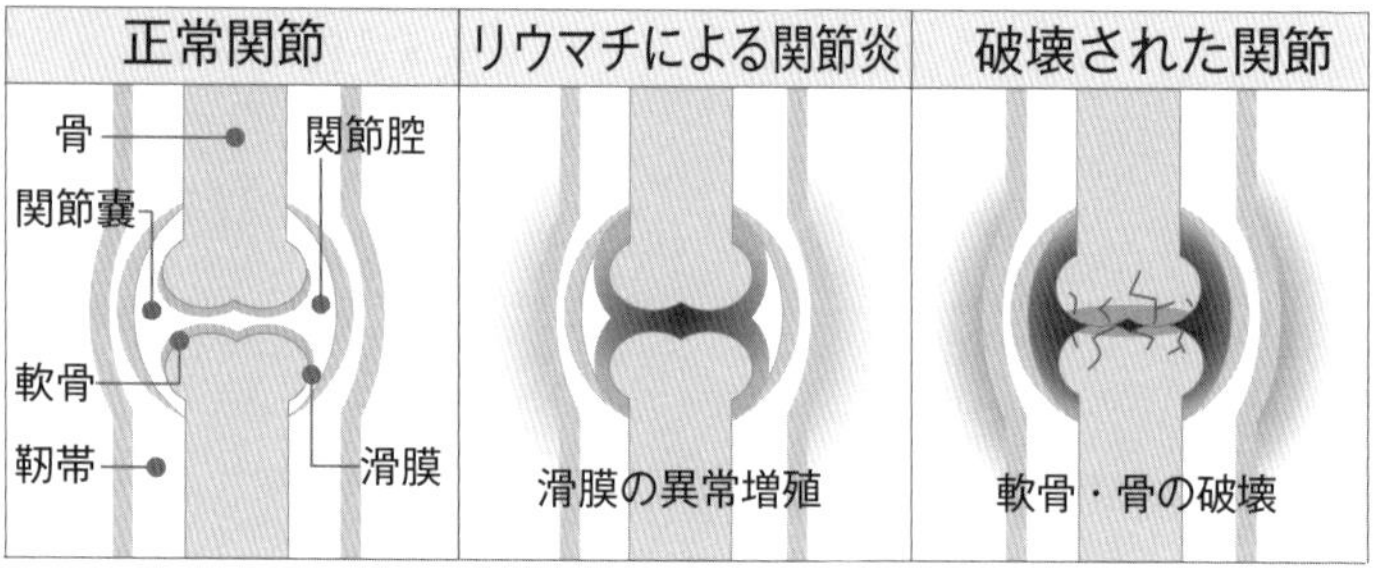

図2—12　関節リウマチとは

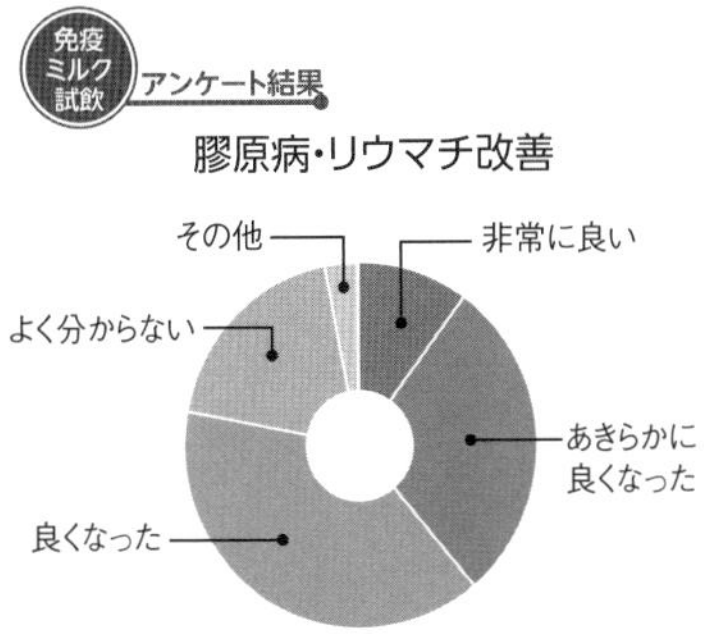

（日本リウマチ学会総会【2001】40名対象）

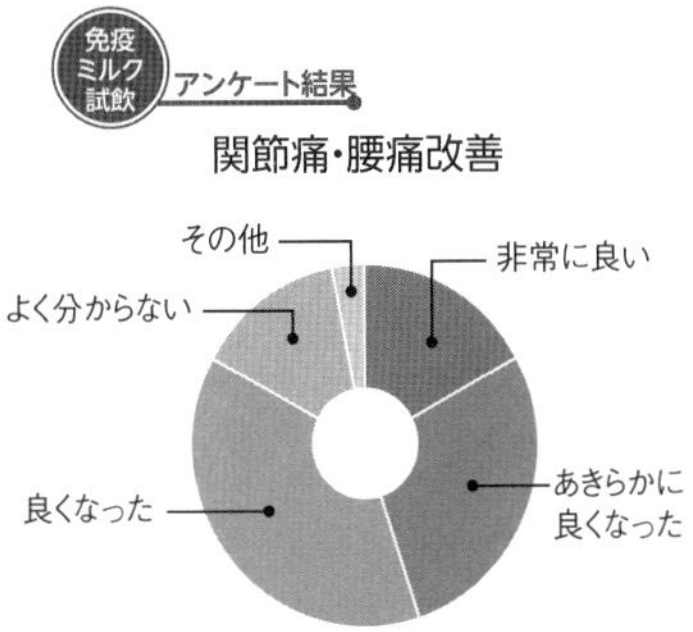

（日本リウマチ学会総会【1998】36名対象）

リウマチは免疫のバランスが崩れて起こる疾患。バランスを調整する「生理活性物質」や炎症を抑える「抗炎症作用」が有効と言われています。

図2―13　免疫ミルクとリウマチ

カイン抗体（インフリキシマブ）療法があります。

②リウマチと免疫ミルク

アメリカにおける免疫ミルクの臨床試験ではリウマチや関節炎の改善率は常に80％以上、日本の最新データでも同じく80％の高率を保っています。日本リウマチ学会において、リウマチに対する免疫ミルクの有効性について数々の発表が行われており、リウマチの症状が改善される理由としては、腸管の細胞性免疫が増強し、過剰な液性免疫を抑えることと、抗炎症効果に負うところが多いと思われます。慢性関節リウマチは、厳密な検査で診断される難しい病気です。慢性関節リウマチをめぐっては、専門の学会で公表されている作用以外、信頼性に疑問が残ります。そこで日本リウマチ学会総会で発表されたものの抜枠を紹介しておきます（図2—13）。

［免疫ミルク濃縮物の慢性関節リウマチに対する有用性について］（一九九八年五月）

■**目的**　免疫ミルクの抗体成分および抗炎症因子を含むミネラル成分のみを抽出した免疫ミルク濃縮タイプを用いて、その慢性リウマチに対する有用性について検討する。

■**方法**　患者本人の了解の下、患者を免疫ミルク濃縮物群（以下S群）、対象群（以下、B群）の二群に無作為に振り分け、一日十二錠（濃縮物三グラム含有）を試飲してもらい、試験前、三ヵ月後、六ヵ月後に血液検査を行なって、三ヵ月目でB群とS群をクロスオーバーした。また、毎週その週の状態をアンケート方式で記録。試験参加者は最終的にS群十四名、B群二十二名の合計三十六名。

■**結果**　B群に比較し、S群に有意な改善が見られた。慢性関節リウマチの活動性を示すA／G、CRP、Hb、血沈などに関しては有意な改善は見られなかった。これは前回の免疫ミルクの脱脂粉乳タイプでの試験結果と同様であった。前回の試験で顕著な低下の見られた単球に関しては、今回も低下が見られたが、統計的な有意の差ではなかった。

■**結論**　対象群に比較して、患者の自覚症状の改善が見られた。しかし、血液検査では有意差は見られなかった。

[免疫ミルクの慢性関節リウマチに対する有用性について]（一九九九年五月）

■**目的**　免疫ミルク「長期間飲用」の有用性について検討する。

■**方法**　患者本人の了解の下、免疫ミルクの有用性を確認すること。対象二十名。

■**結果**　慢性関節リウマチの活動性を示すA／G、CRPなどに関して統計学的に有意な改善が見られた。前回の試験で有意な低下の見られた単球に関して、今回も低下が見られた。統計的な有意差であった。平均飲用期間三十二ヵ月。

■**結論**　ステージ四の患者四名に著効あり、末期のRA患者に使用しても効果が期待できることがわかった。免疫ミルクに含まれる種々の細菌に対する抗体成分が腸管からの細菌の侵入を防ぎ、体内の炎症を軽減させることにより改善につながったと考えられる。

[免疫ミルクの慢性関節リウマチに対する有用性について]（二〇〇一年五月）

■**目的**　抗体増量免疫ミルクの有用性を検討する。

■**方法**　免疫乳+濃縮物（抗体増量）、免疫乳、非免疫乳を各二十名のRA患者に約三ヵ月間試飲してもらい、その前後に一般血液検査と免疫グロブリン、サイトカインの検査をした。

■**結果**　三ヵ月後に検査できたのは免疫乳+濃縮物が十九名、免疫乳が十八名、非免疫乳が十名、計四十七名であった。A／G、CRP、赤沈、Hbは免疫乳+濃縮物と免疫乳はほぼ同等。非免疫乳はほとんど改善が見られなかった。免疫グロブリンについては、Ig

Aが高い患者でCRPや赤沈の改善する傾向があり、試飲後、低下傾向を示した。

■結論　非免疫乳に比べ、免疫乳はRAの症状を改善させる率が高く、その理由として免疫乳試験により腸管の細胞性免疫が増強し、過剰な液性免疫を抑えることが考えられる。

また、マウスの実験モデルでも効果を認めています。

[免疫ミルクの抗炎症効果とマウスコラーゲン関節炎に対する抑制効果]（未発表データ）

■**目的**　カラギーナンによる炎症反応や慢性関節リウマチのマウスモデルにおけるコラーゲン関節炎に対する免疫ミルクの乳清たんぱく質について検討。

■**方法**　①免疫ミルクまたは生理食塩水を経口投与したコラーゲン関節炎マウスにおいて、カラギーナンで誘導される足の裏の肥厚や空胞への細胞の進出を継時的に測定。

②コラーゲン関節炎の誘導はマウスへのコラーゲンの皮下注射によって行なった。初回免疫直後から毎日百ミリグラムの免疫ミルクの乳清たんぱく質または非免疫乳の乳清たんぱく質を経口投与し、コラーゲン関節炎の発症・程度を計時的に観察した。コラーゲン関節炎により発症した関節の腫れなどの症状を一症状あたり一点として数値化した。

■**結果・考察**　カラギーナンで誘導される炎症反応は、免疫ミルクの乳清たんぱく質の経口投与によって、著明に抑制された。関節炎の発症時期は、免疫ミルク乳清たんぱく質投与群と非免疫ミルク乳清蛋群において、共に三週目で差は認められなかった。しかしながらピーク時の発症数値は、免疫ミルク乳清たんぱく質投与群（十週目）では平均五・六であり、一方非免疫ミルク乳清たんぱく質投与群（十二週目）では、平均十四・〇であった。したがって、免疫ミルク乳清たんぱく質の経口投与によってコラーゲン関節炎の症状は有意に緩和された。

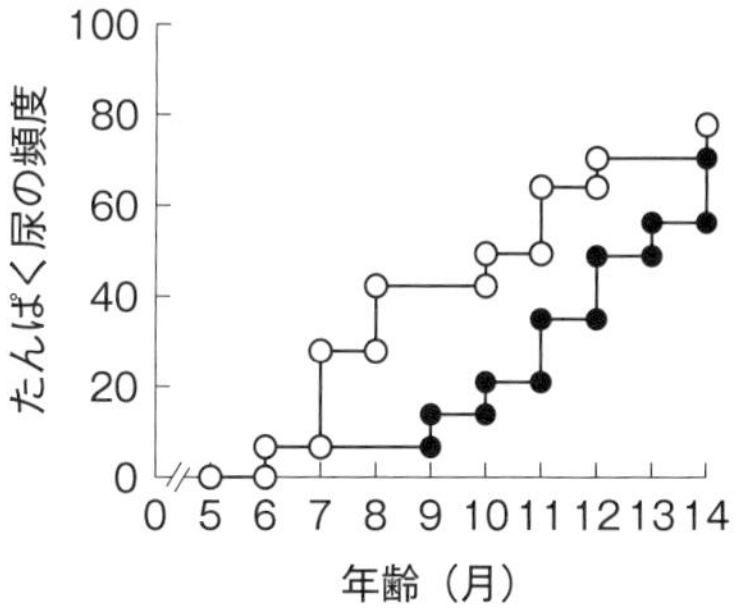

図2―14　免疫ミルクの自己免疫マウスへの効果

ヒトエリテマトーデスの疾患モデルである（NZB×NZW）F1（B／W）マウスに免疫ミルクを与えると、たんぱく尿の頻度が低下した。

関節リウマチのモデルではありませんが、自己免疫マウスに飲ませて腎炎を軽快させて寿命を延ばすことも見つけました。自己免疫疾患傾向のある（NZB×NZW）F1（B／W）雌マウスは、ヒトエリテマトーデスの疾患モデルです。免疫ミルクを飼料に混ぜて、8週齢から（B／W）マウスに与えたところ、免疫ミルクを与えたマウスでは、たんぱく尿の開始が遅れました（図2―14）。また、生存期間の延長も見られました。

関節リウマチなどの自己免疫疾患では炎症性免疫を誘導するTh17細胞の過剰の活性化がその一因と考えられています。私たちのマウスの実験から免疫ミルクの投与によってこのTh17細胞の活性が抑制されることが分かりました。免疫ミルクに含まれる抗体によって腸内細菌の構成に変化が起きたために、炎症性免疫を抑制したと考えられます。また、免疫ミルクに含まれる抗体以外の生理活性物質による直接の影響が考えられます。

5　アレルギーと免疫ミルク

①アレルギーの種類

リウマチと並んで、現代医学が適切な治療法を見つけられないでいる免疫疾患がアレルギーです。同じ異物が大量に何回も侵入することで免疫が過敏な反応を起こすことが原因と言われています。アレルギー患者は都会の方が多く、子供で5割、大人で3割がなんらかのアレルギーを持っていてさらに増加の傾向です。

アレルギーの代表的な疾患は、アトピー性皮膚炎、アレルギー性鼻炎（花粉症）、アレルギー性結膜炎、アレルギー性胃腸炎、気管支喘息、小児喘息、食物アレルギー、薬物アレルギー、じんましんなどです。

アレルギーは免疫のバランスがくずれた状態で、免疫反応が正常な組織にまで障害を引き起こす現象です。

アレルギーとは、それ自体は毒性をもたない抗原であるアレルゲンを認識して生じた免疫反応が過剰となり、生体に不利な結果を招いた場合を総称する用語であり、免疫系の過剰反応を過敏反応またはアレルギー反応と呼びます。その機序によって4つの過敏反応に分類されます。

Ⅰ型過敏反応は、ＩｇＥ抗体で引き起こされます。ＩｇＥという抗体は本来、寄生虫などの感染症の防御に重要な抗体です。ＩｇＥ抗体と花粉が反応して粘膜にあるマスト細胞という顆粒をもった細胞を活性化すると、顆粒に含まれるヒスタミンなどの化学物質が放出され、血管の透過性、平滑筋の収縮などを引き起こします。鼻腔で起こると花粉症、気道で起こると気管支喘息、皮膚ではじんましん、アトピー性皮膚炎などのアレルギーを引き起こします。ＩｇＥ抗体の産生にはＴｈ２細胞、マスト（肥満）細胞好塩基球（機能的にはマスト細胞に類似）、好酸球およびＩＬ－４、ＩＬ－５、ＩＬ－13などが主要な役割を果たしています。このようなアレルギーを起こしやすい傾向、性質をアトピー（ａｔｏｐｙ）と呼びます。反応発現までが短時間であることから即時型とも呼ばれます。

Ⅱ型過敏反応は、ペニシリンなどの小さい分子が自己の細胞表面成分と共有結合してＩｇＧ抗体を誘導します。そのＩｇＧ抗体が修飾を受けた細胞表面抗原に結合してオプソニン効果で、また補体活性を介して細胞を傷害します。

Ⅲ型過敏反応は、可溶性たんぱく抗原に対応するＩｇＧ抗体との免疫複合体が組織に沈着して補体活性および好中球が炎症を引き起こします。

Ⅳ型過敏症反応は、抗原特異的エフェクターＴ細胞により開始され、発現までに長時間を要することから遅延型と称されます。

最近、アレルギー疾患が増えた原因として、

ⅰ．杉花粉量：戦後すぐに林業政策で植えられた国内杉の需要の低下で伐採されず放置されて散る。２０４０年には現在の25％増加する。

ⅱ．都市化：花粉などアスファルト、ビル風で舞い上がる。都市型住宅での気密性の増加空中浮遊抗原（ハウスダスト）の増加、他の抗原ではペットのダニ、毛、抗原の質の変化、欧米型の食事による食生活の変化（卵、ミルク、小麦、そば、海老、ピーナッツの摂取）

ⅲ．化学物質の増加によるアジュバント効果：大気汚染、環境ホルモン、洋風建築、家具の化学物質

ⅳ．アレルギー反応の修飾：大気汚染物や微生物産物による直接の刺激：気道粘膜上皮傷害（直接の炎症）―上皮の脱落―気道過敏症

などが考えられます。

②アレルギーの予防と治療

アレルギー予防、まず花粉やダニなどのアレルゲンとの接触を避けるなどアレルゲンの駆除が必要です。

次に体質の改善です。本来、私たちはアレルギー体質で生まれてきますが、初乳を飲むことによって、また腸内細菌が発達し、徐々にアレルギー体質から脱却していきます。さらに子供のときにどろんこ遊びして種々の感染症にかかります。これらによってアレル

ギーになりにくい身体に変わっていきます。現代は、寄生虫はもちろん感染症もワクチン接種で減ってきており、環境の変化がアレルギーが増加している原因の一つといわれています。

アレルギーの治療法として脱感作療法があります。これはI型過敏症のIgE産生を抑制するために同じアレルゲンを頻回少量投与してIgGの産生への変換、Th1細胞やTreg細胞の誘導によってIgE産生を抑制しようという治療です。

アレルギーを抑制する対症療法としての免疫抑制剤はプレドニゾロンのようなステロイド薬を使用します（図2―15）。抗ヒスタミン剤、アラキドン酸カスケードの産物のロイコトリエンレセプター拮抗薬、さらにマスト細胞からの脱顆粒を抑制するクロモリンで症状を緩和する方法があります。アナフィラキシーショックにはアドレナリンが効果的です。

③アレルギーと免疫ミルク

アレルギーの症状や原因は様々ですが、免疫ミルクの飲用者から数多くの改善体験談が寄せられています。改善する理由としては腸内の環境が整えられると免疫の調節機能が正常に働くようになり、アレルギーによる有害な過敏症への予防と改善につながっていることだと思われます。

アトピー性皮膚炎の治療に免疫ミルクを用いた臨床実験例もあります。高松市の西岡病院で行った実験では、10例（小児9例、成人1例）のうち3ヵ月間の連続投与で「有効7

例」「やや有効2例」と興味深いデータが得られています。なお、これらの例では合併していた喘息症状も改善傾向が見られました。同様の症例は他の複数の病院からもあがってきています。しかし、免疫ミルクがアレルギー性疾患の全症例に有効に働くなどということはありません。しばらく使用して有効性を自覚できない人は他の方法を選び直す必要があります。アレルギー性疾患は難しい病気です。単純に「治った」という表現を用いるのは、誤解のもとになります。専門家による検査と治療が本筋なのです（図2―15）。

アレルギー疾患ではありませんが、腸内細菌や食事によって誘導される炎症性腸疾患の潰瘍性大腸炎の治療にも、免疫ミルクは有用です。潰瘍性大腸炎という病気は、大腸粘膜を侵す原因不明の炎症性疾患で、炎症部によって全大腸炎、直腸炎など、いくつかの種類があります。特定疾患として最多の数を記録、年間4000人が発症しています。

粘血便、下痢が主症状で、治療には普通、炎症性腸疾患治療薬が用いられ、重症例ではステロイドが併用されますが、この他に免疫抑制薬の投与や栄養療法、外科的手術なども用いられます。いずれの治療法によっても、満足できる結果が得られることはまれというのが実情です。

臨床試験で免疫ミルクの効果が認められたものに潰瘍性大腸炎があります。第三十九回日本消化器免疫学会（2002年）シンポジウム「炎症性腸疾患の新しい治療戦略」で、慶応義塾大学消化器内科の長沼誠氏らが「潰瘍性大腸炎の治療に免疫ミルクが有用である」と発表したのがそれです。

ステロイド剤のしくみ

ステロイドは劇的な抗炎症作用がありますが、長期間利用するとだんだん強い成分に変わり、思わぬ副作用が出る場合もあります。

まず　血行を抑えて体を冷やし、かゆみ、痛み、熱などを感じにくくします。

すると　【交感神経優位】になります。血流が悪くなり、原因物質が留まったり、組織の修復が遅れたりします。

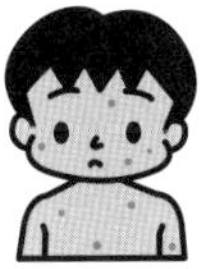

時には　低体温、手足などの冷え、血圧の上昇、血糖値の上昇、頭痛、腰痛、生理痛、便秘などの症状が生じる場合もあります。

免疫ミルク試飲　アンケート結果　アレルギー症改善について

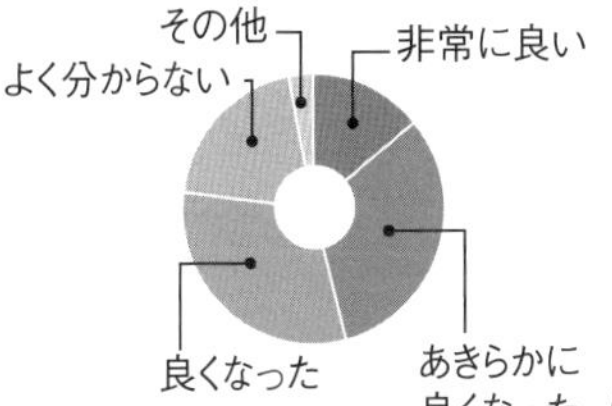

（西岡病院対象10名）

ステロイドなど消炎鎮痛剤は対症療法です。行き過ぎた薬の使用は自然治癒力を低下させることも。耐えられない時のみに使用して、根本の治療を優先してはどうでしょう。

図２―15　免疫ミルクとアレルギー

報告によれば、同意を得たうえで、潰瘍性大腸炎の患者さんで血便を有する9例に免疫ミルク20グラムを1日1回投与、1ヵ月後の便の性状、血便、腹痛の3項目で検討した結果、「著明改善」1例、「二項目改善」4例、「一項目改善」2例、「不変」1例で、悪化した例は見られなかったといいます。また、副作用などの有害事象は認められず、血液データから腎機能、肝機能の異常も認められなかったことから、「便の性状は大きく変わらなかったものの、9例のうち3、4例強で血便と腹痛が改善しました。また、潰瘍性大腸炎患者に対する免疫ミルクの安全性も確認され、一部で寛解導入と維持が可能だった」と報告しています。

罹患期間4年の51歳の女性は、免疫ミルク服用中に血便と腹痛が消失し、寛解は6ヵ月間持続、内視鏡検査でも著明な改善が確認されたと報告されています。同グループの研究はその後も続けられており、今後の成果が注目されます。

この研究報告で注目されるのは血便と腹痛が消失したことです。悪化した事例がなかったことと合わせて、この病気に悩む人がつらい症状の緩和を目的に利用するのも一つの方法だと思います。

炎症性腸疾患では炎症性免疫を誘導するTｈ17細胞の過剰の活性化が原因と考えられています。私たちのマウスの実験から、免疫ミルクの投与によってこのTｈ17細胞の活性が抑制されることが分かりました。免疫ミルクに含まれる抗体によって腸内細菌の構成に変化をきたしたために、炎症性免疫を抑制したと考えられます。また免疫ミルクに含まれる抗体以外の生理活性物質による直接の影響が考えられます。

6　生活習慣病と免疫ミルク

生活習慣病は、糖尿病・脂質異常症・高血圧・高尿酸血症など、生活習慣が発症原因に深く関与していると考えられている病気の総称です。日本では、かつて加齢によって発病すると考えられたために成人病と呼ばれていましたが、１９８０年代から若者の発症が目立つようになり、その後の調査で生活習慣が深く関与していることが判明してきました。この生活習慣とは、食事の内容、喫煙習慣、運動習慣、飲酒の習慣のことです。１９９６年頃から聖路加国際病院の日野原重明先生を中心に、「予防できる」という認識を醸成することを目的として呼び方を「生活習慣病」とすることが提唱されました。最近ではさらに「メタボリックシンドローム」とも呼ぶようになりました。がん、脳血管疾患、心臓疾患の3大死因も生活習慣との関わりが強く、肥満はこれらの病気になるリスクを上げます。

糖尿病をはじめとする生活習慣病は、増加の一途をたどっています。そして生活習慣病は、心筋梗塞・脳卒中のリスクを増大させ、日本人の健康寿命を短縮する最大の原因となっています。そこで、糖尿病などの生活習慣病がどうして起こるのか、あるいはどのようにすれば予防できるのかについて明らかにすることが重要になります。

すでに述べましたように最近、生活習慣病の発症に、腸内フローラが関与していることが報告されてきています。アメリカ・オハイオ州シンシナティにあるスターリ研究所は免疫ミルクが完成して以来、50年の間に延べ1万人以上の試飲試験を繰り返しています。その試飲調査では、コレステロールの低下、筋肉痛、高血圧などに大きな効果と非常に高い改善結果が出ています（図2―16）。また、普通のミルクと比べると脂肪分がほとんど含まれていない低カロリー、高たんぱくで、生活習慣病の治療中やダイエット中の方も安心して飲むことができます。

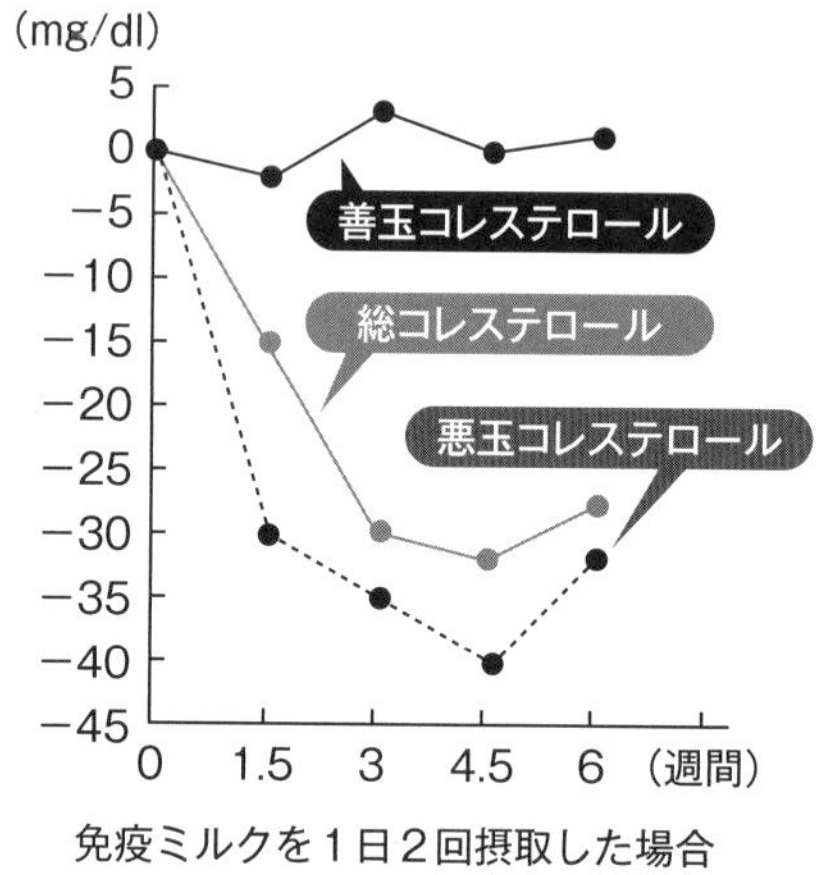

免疫ミルクを1日2回摂取した場合

図2―16　免疫ミルクのコレステロール抑制効果

また、高血圧については数多くの病院や研究施設で臨床試験が行われていて、免疫ミルクの飲用によって血圧が下がるということは実証されています（表2―3）。

日本人は欧米人より腸が長く、便秘をしやすい体質にあるといえます。しかし、長い間腸の中へ便が溜まった状態が続くと、悪玉菌が大規模増殖し、それらから発生した毒素が体を害します。また、大腸がんの原因ともなります。逆に腸内環境を正しい状態で保つこ

表2―3　免疫ミルクと血圧の関係　飲用者の健康診断結果の一例

	2017年	2018年
体 重	67.0　Kg	65.2　Kg
血糖値	264　mg/dℓ	126　mg/dℓ
中性脂肪	324　mg/dℓ	129　mg/dℓ
総コレステロール	269　mg/dℓ	218　mg/dℓ
LDLコレステロール	155　mg/dℓ	153　mg/dℓ
HDLコレステロール	43　mg/dℓ	46　mg/dℓ

みなが同じような結果が出るとは限りませんが、
このように確かな実体験もあります。

とで、デトックス効果も上がり、肌質や顔色を向上し、若々しい状態を保つことに役立ちます。できるだけ改善できるよう日頃から心がけたいものです。免疫ミルクは悪玉菌を体外へ排出させる作用があります。腸内環境を整え、腸を活性化させるので、便秘の解消にも役立ちます。また善玉菌の代表である乳酸菌は、免疫ミルクに含まれる乳糖をエサとして増えていきます。

更年期障害は中高年の女性にとって、避けることのできない大きな問題です。免疫ミルクの飲用者からの体験談によると、頭痛、めまい、肩こり、倦怠感、便秘症、むくみ、のぼせなどの更年期障害と思われる症状の改善例が数多くあります。デトックス効果により体調が整うことによって、ホルモンバランスが安定したためだといわれています。最近では男性の更年期障害も増えていますし、女性の社会進出が目覚しい現代では、更年期障害が出る数年間の症状を軽減することは重要な課題といえます。

第3章

免疫ミルクを実際に試してみて

この章では、免疫ミルクを愛飲している方々の声を吉開泰信医師のコメントとともに、ご紹介します。

（ご注意：個人の感想に基づき、構成しています。効果には個人差があります。）

糖尿病と中性脂肪が改善（Y・K）

私は長年健康器具や健康食品を扱う仕事に従事しています。一昨年母を亡くして以来、仕事でも無理が続いて体調を崩した際に、医者から糖尿病との診断を受けました。

もともと叔母や祖父も糖尿病を患っていましたので、遺伝的にもリスクは高かったので、とうとう来たかと思いました。そんな時に友人から免疫ミルクの話を聞きました。

仕事上の興味もあり、野本先生や旭丘さんの本で徹底的に勉強しました。調べれば調べるほど、今まで扱ったサプリメントや健康食品とは全くレベルが違うと納得しました。それで自分でも試してみようと思い飲み始めました。

結果には自分でも驚きました。9・3まで上がっていたヘモグロビンA1cが今年4月の検査では6・7まで下がったんです。昨年から上昇が止まらず、医者にもそろそろインスリンの投与が必要と脅かされていただけに、びっくりするやら嬉しいやらで本当に感謝です。また最大450あった中性脂肪値が104と正常値まで下がり、さらに尿中の糖やたんぱくの数字がゼロになりました。医者も驚く劇的な変化でした。

免疫ミルクを毎日飲む他は食事も普段通り、運動を頑張ったわけではありません。血糖値の上昇を抑える薬は以前からずっと飲んでいましたが、薬では症状は改善しませんでした。

また、体重がこの2ヵ月で3キロ減り、体脂肪率18%から13%に下がりました。免疫ミルクが本当に私の体に合っているんだと思います。

医師のコメント

糖尿病ではインスリンが出にくくなります。インスリンの分泌調整に腸内細菌の環境は大きく関わっています。本来の調整能力が免疫ミルクによって戻ったと考えられます。

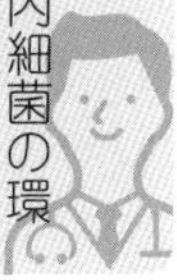

10年飲んだ降圧剤を卒業（Y・A）

10年ほど前に高血圧と診断され、ずっとお薬をいただいていました。

高血圧が怖い病気であることは自覚していましたので、薬はしっかり飲んでいましたが、同時にこのまま死ぬまでずっと薬を飲み続けることには抵抗がありました。そんな時、免疫ミルクの話を聞いて試してみようと思いました。

160㎜Hgあった血圧が飲み始めて4日位で下がってきたんです。いろいろなサプリメントを試しましたが、こんなに切れ味が鋭いのは初めてでした。

でも、寝不足やストレスでまたすぐに上がってくるんです。そうすると不安になるので、薬を飲むと今度は薬が効きすぎるのか、100㎜Hgまでストンと落ちてしまいます。薬は怖いくらい効くんです。

それで血圧が多少上がっても、もう薬は飲みたくないと思いました。

今でも毎朝必ず血圧を測っていますが、135~140㎜Hgでずっと安定しています。多少高めかもしれませんが、めまいや頭痛などの症状は全くありませんし、降圧剤と手を切れたことが本当にうれしく思います。

また、爪の縦じわが消えて、割れにくくなってきました。ずっとカルシウムの錠剤を飲んでいましたし、チーズやヨーグルトも好きでよく食べますから、カルシウムが不足していたとは思いませんが、免疫ミルクを飲み始めて、さらに爪が固く丈夫になりました。

骨密度を計ると111%という結果で、担当の先生にも驚かれました。

免疫ミルクを飲んでまだまだ現役で頑張ります。

医師のコメント

米国では、免疫ミルクによって血圧や血中コレステロール値が効果的に下がったという臨床試験の報告があります。牛乳をはじめとする乳製品は、カルシウム源として、

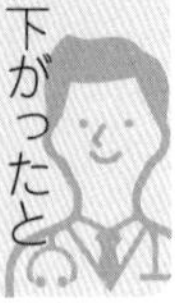

最も効率のよい食品です。

column

免疫ミルクを飲む場合注意が必要な人

免疫ミルクが開発されて以来、現在まで乳糖不耐症のために下痢を起こした以外にマイナスの影響はありませんでした。乳糖不耐症というのは、乳糖分解酵素が乏しく牛乳を飲むとおなかの調子が悪くなる人です。

先天的なものと後天的なものがありますが、ほとんどの場合は後天的な不耐症です。この場合は少しずつ飲んで体を慣らしていけば、克服できます。

先天性乳糖不耐症の方、ミルクアレルギーの方、医師から牛乳を制限されている方は飲用を控えたほうがよいと思われます。詳しくは担当の医師に相談してください。

妊婦に関しては倫理的な問題で試飲試験ができないために、推奨はしていません。ただし、60年の間に問題の起こった事例は1件もありません。また、授乳中のお母さんの場合は健康維持のために特に推薦いたします。

大腸がんを乗り越えて　（T・F）

本当に素晴らしいものに出会うことができました。最初は息子が飲んでいまして、昨年11月頃、家内が風邪をこじらせて苦しんでいる時に、これ試してみたらと家内に飲ませたんです。すると数日でうそみたいに調子が良くなったので、「これは一体何か？」と興味を持ちました。

ちょうど私も大腸がんの手術をして、抗がん剤の副作用が気になっていたので、すぐに話を聞いてみることにしました。

小さいながらも会社を経営していますので、いつまでも寝てられず手術から2カ月目には仕事に復帰しました。

12年前に心不全で倒れてから、健康管理には用心していたのですが、ついつい仕事での無理が祟ったのだと反省しています。地元の振興イベントで社員に歩き方がおかしいと指摘され、そしたら血便が出て即入院、進行性のステージ3と診断され、すぐに手術でした。手術後、いろんな体に良いものを薦められましたが、息子と妻の結果を見て免疫ミルクに賭けてみようと思いました。

告知された時はやはり覚悟しました。だからこそ、自分でも真剣に調べ、そして免疫ミルクにたどり着けたと思います。

もともと体力には自信がありましたが、おかげで抗がん剤による副作用は今のところ全然気になりません。４月からは仕事に復帰していますが、全く通常通り以前より元気モリモリ働かせてもらっています。

これからも家族みんなで免疫ミルクを飲んで、健康に生きていきたいと思います。

医師のコメント

がん治療では、抗がん剤による化学療法も放射線療法も、副作用との戦いと言っても過言ではありません。免疫ミルクにはこれらの副作用を軽減する効果が確認されており、がん治療においてはとても頼りになる援軍です。

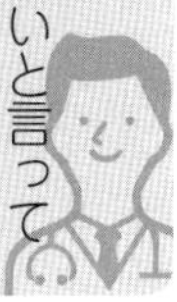

C型肝炎に立ち向かう勇気が　（T・I）

C型肝炎が根治し、ずっと心にのしかかっていた重荷を取り払うことができました。検診で分かったのですが、30代で出産時に受けた輸血が感染の原因で、何十年も自覚症状がないまま慢性肝炎が進行していました。

「このまま行くと肝臓がん？」　目の前が真っ暗になりました。

病院ではインターフェロン治療を薦められましたが、つらい副作用があり、それでも完治する保証はないという説明で、怖くなりました。別の確実な方法はないかと医学書や体験本を読み漁り、毎月何万円もかけてあらゆるサプリメントを試し、プラセンタ注射も5年間通いました。

そんな時に免疫ミルクに出会いました。今から思えば運命だったのかもしれません。免疫ミルクを飲み始めて、毎日の食事がおいしく、体がだるくて何をするにも億劫になっていた自分が前向きになり、自信が出てきたように思いました。今ならこの病気と向き合える、きっと克服できると希望が持てたのです。免疫ミルクが逃げずに治療する勇気をくれました。

ちょうど新しい飲み薬タイプが出たことも幸運でした。副作用が全くないまま、1週間後の血液検査ですでにウイルスは検出されずという驚くべき結果でした。

通常の半分のたった1週間で退院。その後も何のトラブルもなく治療が完了し、主治医の先生も拍子抜けするくらいでした。

病気、老い、将来の不安が希望と喜びに変わりました。

70歳を超えてこれからの人生が楽しみになりました。

医師のコメント

免疫ミルクが直接C型肝炎ウイルスを排除することはできませんが、ウイルスを直接排除する生体活性物質の産生を促進するなど、病気と向き合う体力を整えたと考えれば大変頼もしい味方といえます。

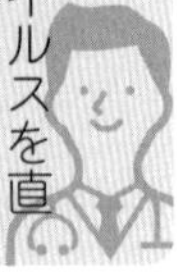

認知症の母に変化が（M・K）

母は100歳まで医者いらずでしたが、雪の日に転んだことがきっかけで病院にかかりました。

生真面目な母は病院からいただいた鎮痛剤と抗生剤を1日3回きちんと飲み続けましたが、それから言動がおかしくなったのです。妄想に取りつかれ、精神科にも通いましたが悪化する一方で、夜になると精神が錯乱しひどい時には口から泡をふくほどの興奮状態になることもありました。服薬を中断することで状況は落ち着きました。

しかし、認知症の進行は止まらず要介護3に認定されて日常的に介助が必要になりました。顔からは表情が消え、日増しに母でなくなっていくようでとてもつらかったです。私も介護疲れで限界に来ていました。

そんな時、友人から免疫ミルクのお話を聞いてカルシウム豊富なら認知症にもいいかもしれないと母に飲ませることにしました。市販の服薬ゼリーでとろみをつけてスプーンで飲ませるとおいしそうに飲んでくれました。すると翌日からすぐ変化があったんです。

母は自分から免疫ミルクを要求するようになり、少しずつ目に力が戻ってきました。便秘も改善して顔色が良くなり、一番驚いたのは自分からオムツを拒否したんです。パンツの練習をはじめたらトイレに行きたいと意思表示ができるようになりました。

今では自分でトイレに行っています。杖を使えば立って歩けるようになり、なによりも能面だった母の顔に笑みが戻ったことが本当にうれしいです。

医師のコメント

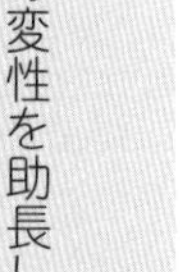

認知症の原因は様々ですが、脳内の慢性炎症が脳神経の変性を助長して認知症が進行すると考えられております。腸内環境を整えて炎症を抑制する免疫ミルクなどで、QOL（生活の質）を改善することは非常に大切なことです。

リウマチの痛みのない生活のありがたさ（K・T）

40年前、出産後に手足のこわばりを感じ医師に相談しましたが、リウマチの反応がなく突き指だろうという診断でした。

どんどん腫れと痛みが広がって症状は悪化しましたが医者不信もあり、あらゆるサプリに頼りながら、鍼灸院で痛みを抑えることを繰り返しました。その後、肘の関節が曲がらなくなるまで悪化して、たまらず病院にかかりステロイドの投与を受けました。痛みは和らぎましたが、薬の副作用について相談したところ叱り飛ばされ、再び医者不信に陥りました。さらに右の股関節に痛みが出て歩行困難となり、とうとう障害者認定を受けました。

ある整形外科医院の院長の薦めでリウマチに効果の高い新薬レミケードを試し、なんとか歩けるまで回復したころ、友人から免疫ミルクのお話を聞きました。

実は20年前にもらった資料の中に免疫ミルクと野本先生の記事があり、運命のようなものを感じました。主治医も了解してくれたので、自信を持って始めることができました。

免疫ミルクを飲んで2年が経過しましたが、その間も抗リウマチ薬は飲み続けています。でも全く副作用もなく本当に調子がいいです。痛みがない生活のありがたさを毎日かみしめています。バスや車に普通に乗れ、行きたいところへ自由に行けることがどれほど素晴らしいことか。

気が付けば血圧も安定して、降圧剤も止めています。免疫ミルクのおかげで元気とやる気が出てきたこと、これが私にとって一番の効果です。

医師のコメント

関節リウマチは自己免疫疾患と呼ばれる、免疫システムの誤作動によって発症する病気の一つで、関節で産生される炎症物質が疼痛や骨の変形の原因です。炎症物質に対する抗体を利用した新しい薬（生物学的製剤）も登場し、ずいぶん治療法は進歩しています。腸内環境を整えて炎症を抑制する免疫ミルクなどを上手に活用し、ＱＯＬを高めることを目指しましょう。

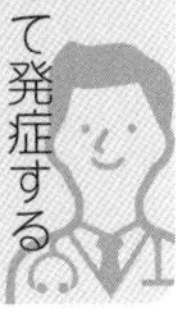

血糖値が正常に　（R・M）

本当に驚いています。日頃の不摂生が祟って自業自得と半ば諦めていましたから、こんなに改善するとは、免疫ミルクさまさまです。

今年の4月に右の腰に激痛を感じました。病院に行ったら尿管結石から腎盂腎炎を起こしていまして、急遽手術することになりました。その頃、血糖値は400を超えていて、ヘモグロビンA1cも11・5になっていました。そんな時、同業の仲間から免疫ミルクの話を聞き、藁にもすがる思いで朝晩飲み続けました。

すると、血糖値がみるみる下がっていきました。一時は400を超えていたのが、どんどん下がって今は120~140くらいで落ち着いています。ヘモグロビンA1cも8・7まで下がりました。担当の先生は、「薬がしっかり効いているね」と言いますが、実は最近はほとんど薬を飲んでないんです。だから、これは免疫ミルクの効果だって確信しています。

それにうれしいおまけがありました。歯みがきのときの歯茎の出血が全くなくなったんです。

あと、疲れると足がすぐつるんですが、これもずいぶん減りましたね。

先生にも食生活の改善と生活習慣を指摘されていましたので、気にはなっていましたが免疫ミルクで改善できるとは。こんなに簡単ならば、と実は母親にも飲ませています。

母も糖尿で血糖値が３００位ありましたが、いまはほぼ正常にまで下がりました。これからは免疫ミルクを家族の健康習慣にしたいと思っています。

医師のコメント

糖尿病と歯周病には密接な相互関係があります。糖尿病によって免疫力が下がると歯周病などの細菌による感染リスクが高まります。また歯周病が慢性化して歯肉炎が悪化するとインスリン抵抗性の物質が放出され、血糖値のコントロールが阻害されます。インスリンの産生と腸内環境は密接に関わり合っています。免疫ミルクによってこの悪循環を断つことができたのではと考えられます。

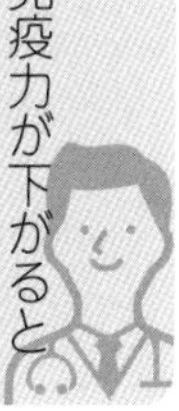

ベーチェット病の炎症がしずまり（Y・E）

3年ほど前に急に新聞が読みづらくなり、近所の眼科に行きましたが原因がよくわからず、県立病院に通ったのですがやはり良くならず、最終的に大学病院で検査をしてベーチェット病と診断されました。私の場合は眼の炎症に加えて慢性的な口内炎と顔にもニキビができて、とてもつらい状況でした。それに胃腸が弱いので、よく下痢をしていました。

ベーチェット病と診断されてから、これまで8回入退院を繰り返しました。難病と言われ、もう治らない病気なのだと半ば諦めていました。

免疫ミルクを10月から飲み始め、そろそろ4ヵ月になります。ご飯がおいしく頂けるようになって体重が7kg増えました。口内炎があるときは、とにかく痛くてまともに食事ができず、いつも下痢をしていましたから栄養不良だったと思います。入院しても治療は栄養剤と点滴がほとんどでした。

病院の先生からはCRPという炎症の検査値をいつも指摘されていました。

CRPの数値が5を超えて10に近くなると入院して治療を受ける。2～3週間入院すると1以下に下がりますが、退院するとまた上がり3～4ヵ月でまた病院へ逆戻りを繰り返してきました。

前回の退院が昨年9月ですが、いつもどおり退院直後からまた上昇していたCRPが10月に免疫ミルクを飲み始めてから下がったんです。もちろん眼の炎症は再発していませんし、口内炎もできていません。お腹の調子もよく食べ物が美味しくて、ついつい食べ過ぎてしまいます。

医師のコメント

ベーチェット病は、眼や皮膚、口腔など全身に炎症が起こる難病で、やはり原因が解明できていません。免疫ミルクにより腸内環境が整い炎症のメカニズムが抑制されているとすれば、この方のようにQOLの大きな改善が期待されます。

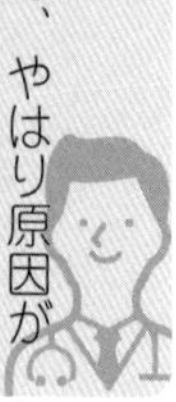

現役世代にこそ免疫ミルク（K・Y）

長年、居酒屋の仕事をしていて時間も不規則で、今から思えば若さを過信してかなり無理をしていました。母が私のことを気遣って免疫ミルクを薦めてくれたのですが、最初は真面目に飲みませんでした。それで昨年とうとう体を壊して上行結腸憩室炎で入院する羽目になりました。

もともと胃腸は強いほうではなく子供の頃から便秘症で、食事の後お腹がキリキリ痛むことがしょっちゅうありました。仕事の関係でお酒もよく飲んでいましたし、肉食中心でしたね。だから、自分でも大いに反省し、母の言うとおりちゃんと真面目に飲もうと思いました。

飲み始めてすぐに感じたのは、朝すっきりと楽に起きられること。目覚めがすごくよくなりました。今までは目覚まし時計が鳴っても布団から出たくなかったのに、今は鳴る前に起きています。体が楽なんです。食事のあとのキリキリも全くなくなりました。今は朝と晩と飲むようにしてます。

便も毎日2回以上出ます。食事のあとすぐにトイレでスポンと気持ちいいですね。四十数年の人生で、こんなに気持ちがいいものだとは知りませんでした。

偏頭痛や副鼻腔炎の症状も出なくなりました。これも免疫ミルク効果でしょうか。

最初に母から薦められたとき、正直、年寄りや病人のものだから自分にはまだ必要ないと思いました。

しかし今は疲労の回復や、ストレス、体調管理など、仕事で無理を強いられる現役世代こそ、免疫ミルクの力が必要と感じています。

医師のコメント
転ばぬ先の杖として、免疫ミルクを予防的に飲用することは、大変賢明な利用法です。病む前に病まない体づくりこそが、最善の健康法です。

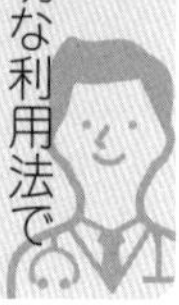

医者が驚いた歯茎の変化（M・K）

若いころにがんで腎臓の手術をしたので、健康にはずっと気を使っていたのですが、数ヵ月前からなんとなく調子が悪くて、民間療法も試したのですがあまり効果が感じられず仕事を続けることも難しくなりました。そんな時、妹から薦められて免疫ミルクを試してみることにしました。

実は牛乳が苦手でちょっと困ったなと思いましたが、抵抗なく飲めたので1日2回のペースで飲み始めました。慣れてくると、今日は飲んだかしらと気になるくらいになりました。

結果は期待以上でした。気が付いたら胃の痛みもなくなっていましたし、朝起きるのがすごく楽になりました。何となくだるいといった疲労感がなくなったんです。これは気持ちがかなり変わりました。

それから、歯医者さんを驚かせました。歯槽膿漏がひどくていつも歯がグラグラでしたから、虫歯があっても、まともに治療ができないで歯医者泣かせの患者でした。ところが免疫ミルクのおかげで、歯茎がしっかりとしてきたらしく、先生が「信じられない」を連発していました。もちろん、虫歯をきちんと治療していただけました。歯槽膿漏は歯周病が悪化した状態で、口の中の悪い細菌に感染が原因ですからそこが良くなったのかも知れません。

免疫ミルクのおかげで自分の免疫が強くなっているというのを、五感で実感しています。今は感謝しかありません。そして免疫ミルクに出会えた幸運とその喜びを、同じ悩みをもつ人たちにぜひ教えてあげたいと思いました。

医師のコメント

免疫は体の調子を良い状態に保とうとする本能的な能力（恒常性維持機能）の一つで、疲労から回復したり、歯周病などの病原菌から体を守ったり、24時間フル稼働してくれる頼もしいガードマンです。免疫ミルクはこのガードマンの働きを力強くサポートしてくれます。

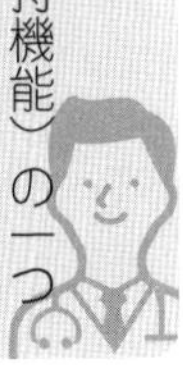

肝機能がE判定からA判定へ（Y・S）

もともとは花粉症の対策として免疫ミルクを飲み始めました。

花粉症は8年ほど前から出るようになり、それが段々悪化していきました。

さらに昨年は喘息のように咳が止まらなくなることがあり、アレルギー体質が悪化したように感じました。

それでなにか対策はないかと考えていたところ、友人に免疫ミルクを薦められて飲み始めました。

毎年春は恐怖だったのですが、今年はいつの間にか花粉症のシーズンが終わっていて拍子ぬけしたくらいです。

またアレルギーと関係があるのか、花粉症と同じように数年前から健康診断で肝臓機能の低下を指摘されていました。

もともとお酒はたくさん飲むほうではなかったのですが、さらにお酒は控えて節制するように心がけていました。それにもかかわらずこちらも段々と悪化していき昨年はE判定になり、病院へ行くことになったのです。それが免疫ミルクを飲むようになって、今年はなんとA判定になったのです。思わずガッツポーズでした。免疫ミルクは本当にすごいなと思いました。

医師のコメント

免疫ミルクの飲用によるアレルギー症状の改善は、多くの報告があります。免疫ミルクと肝臓機能との関連はよく分かっていませんが、肝障害のなかで特に脂肪肝による肝障害では、免疫ミルクによる腸内環境の変化が脂質代謝を整え、肝臓に蓄積した脂肪を減少させて、肝臓の負担を軽減させた可能性が考えられます。

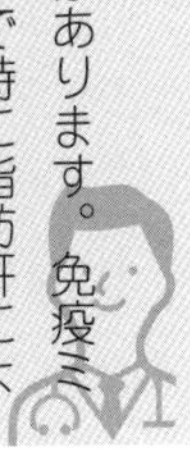

低体温・低血圧が改善（M・F）

体が丈夫ではない娘を気遣って、なにか少しでも体に良いものをと思い一緒に飲めるように免疫ミルクを買い始めました。

でも最初は親のやることにはなんとなく反発があるのか、余計なもの買ってと言わんばかりにまったく飲まなかったんです。

それから程なくして娘に不正出血がありました。子宮がんの疑いがあって本人も不安になり、半強制的ではありますが、1日3回とにかく飲むようになりました。

精密検査の結果、幸いがんではなかったのですが、飲み始めて1週間で体にほてりを感じるようになったそうです。

娘は元来低血圧・低体温で血圧は70―40、平常時体温も35度2～3分しかありません。

ですから体が冷えることはあっても、ほてりを感じるなんてことはありませんでした。それ以来、娘は自分から免疫ミルクを飲むようになりました。お陰さまで周りもびっくりする結果が出ています。

血圧が１００―60まで改善しましたし、まさかの体温が、36度2分まで上がってきました。

体温が1度近く上がったことで、まさに体質が変わったようです。仕事での疲労感がまったく違うのと、ドライアイ、花粉症なども改善してきています。

医師のコメント

低血圧や低体温は自律神経の失調が考えられますが、恒常的に続くと血流が悪くなり体全体の代謝が下がります。結果免疫力も落ちて様々な病気になりやすい状態に陥ります。免疫ミルクが腸内の環境を整え、代謝を改善する助けを果たしたとすれば、結果として体温や血圧が改善した可能性があります。

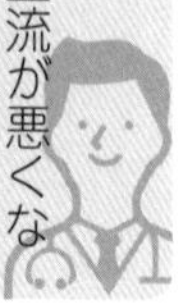

4世代の健康を支える免疫ミルク（H・I）

うちでは、家族みんなで免疫ミルクを飲んでいます。

最初は孫のアトピーでした。首から下は、足のうらまで全身ひどい状態で見ているほうがつらかったです。いろんな治療を試しましたが、一向によくなりません。そんな時免疫ミルクの話を聞いてこれしかないと思いました。

1カ月したころから痒みが収まり、そこからはみるみる良くなっていきました。いま小学5年生になりましたが、あともなく本当にきれいになりました。

その孫の一部始終をみていましたので、これはと思い90歳の母親にも飲ませました。母は6年前脳梗塞で倒れて以来、ずっと血圧降下剤を飲んでいました。薬を飲まないと180から200を超えることもあったのですが、こちらも現在は薬なしで120まで安定してきました。降圧剤の副作用なのか認知症が進んでいたのですが、免疫ミルクを頂くようになって表情や目つきが変わってきました。普段の会話ではほとんど認知症とは分からないほどしっかりしています。

主人も血圧が高かったのですが、下がってきました。

それに私自身も2年前くらいから急に右手指の関節痛に襲われ、最初はリウマチかと思ったのですが医者で見てもらったら、へバーデン結節と言われ治療法はないと宣告されたんです。とにかく指関節が痛くて曲げ伸ばしができなくなりました。拳を握ることも指を伸ばすこともできず、ものがしっかり持てないので、家事や仕事に支障をきたすようになりました。変化を感じるまではちょっと根気がいりました。冷たい水にさわると本当に痛くて大変で。医者は鎮痛剤をくれましたが、痛みは簡単に取れません。とにかく免疫ミルクを信じて飲み続けました。結局2年近くかかりましたが、いまは拳も握れますし、指をピンと伸ばせるようになりました。本当にうれしい限りです。

さらにうれしいのは、最近肌の色つやが良くなったねって言われるんです。やはり女性としてはいつまでも元気で若々しくありたいと思っていますから。

医師のコメント

免疫ミルクには、過剰な炎症を抑制する機能が知られています。関節痛やアレルギー反応は、過剰な炎症が原因です。脳梗塞や認知症は、脳内の炎症が脳神経の変性を助長することで症状が進行すると考えられています。免疫ミルクに含まれる成分が腸内環境を整えることなどによって、症状を軽快させたのではないかと考えられます。

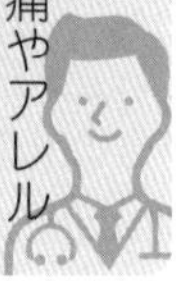

家族全員で改善を実感（N・T）

息子がアトピーでずっと漢方のお世話になっていたのですがなかなか良くならず、そんなときに友人から免疫ミルクを紹介され、とにかく試してみようと始めたのがきっかけです。私も花粉症で悩んでいましたから、一緒に飲み始めました。

正直、息子は一進一退でしたが、私はすぐに結果が出ました。

春、花粉の季節になっても症状が出なかったんです。毎年この時期は目が痒くて痒くて、本当に目玉を取り出したくなるくらい辛かったんです。でもそれが嘘みたいに無くなったんです。息子も今はずいぶん良くなってきました。

それに驚いたことに私の血圧が少し上がってきました。私の場合若いときからずっと低血圧症で、１００を超えることがあまりなかったんです。それが飲み始めて半年くらいの頃に検診で血圧を測ったら１１６あって、正常ですと言われ驚きました。

高血圧が良くなったお話は聞いていましたが、低血圧でも正常になったんです。これが薬ではない免疫ミルクの効果なのだと納得しました。

最近ではそんな私の影響で、主人と娘も免疫ミルクのファンになりました。以前は私が作らないと飲まなかったのに、今では自分からすすんで飲んでいます。飲むと体がシャキッとして元気になるそうです。でも飲まないと体が疲れやすくてだめだと言っています。

もう免疫ミルクなしの生活は考えられないほど、みんな免疫ミルクの大ファンです。

医師のコメント

免疫ミルクの飲用によって症状が改善するのは、腸内環境の改善に起因していると考えられますが、結果体全体の代謝が改善し、病気になりにくい体を作ることが肝要です。転ばぬ先の杖として免疫ミルクを飲用することが予防医学に基づく賢い利用法といえます。

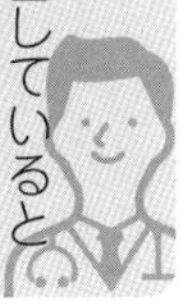

第4章

元気でニコニコポックリと（GNP運動）

国民医療費が50兆円を超えて社会保障制度は破綻

消費税が8％から10％に上がりました。思い起こせば消費税が初めて導入されたのが、平成元年の4月でした。当初3％からスタートした消費税は平成9年に5％、平成26年には8％、そして現在の10％と着実に引き上げられてきました。消費税法の第一条には、導入の目的について、「年金、医療及び介護の社会保障給付並びに少子化に対処するため」と明記されています。社会保障費とは、年金、医療保険、介護保険などの費用を合計したもので、2012年で約110兆円だったのが、2025年には150兆円に達すると予想されています。この間、急激に増加するのが医療と介護の費用です。年金が1・1倍の伸びに対し、医療は1・5倍、介護は2・3倍となり、2025年の段階で年金が60兆円に対して、医療費54兆円、介護費20兆円との予測です（国立社会保障・人口問題研究所）。少子化により人口が減少する中、健康保険も介護保険も保険料収入の伸びは期待できません。それをカバーするための消費税ですが、今回の2％の消費税率アップで見込まれる税収増は約5兆円です。さらに5兆円のうち社会保障費にまわせるのは2兆円だけですので、これでは全くの焼け石に水状態といえます。

年金についても、事態は深刻です。マクロ経済スライド方式の導入により、政府は年金制度の100年安心を謳っています。しかしこれは老後に私たちが受け取る年金によって安心して100歳まで生きていけるという意味では全くありません。先ごろ図らずもその実態が、金融庁の報告書によって明らかになり問題になりました。夫婦で95歳まで生きた場合、現在の年金給付だけでは２０００万円の赤字になるという試算でした。１００年安心とは、私たちの老後生活ではなかったのです。高齢者の増加に合わせて年金の支給額を自動的に削る仕組みの導入によって、制度が今後１００年維持できるという意味なのです。年金とは、果たしていったい誰のための制度なのか？　きちんとした議論と早急なる対策が必要であると考えます。

日本人は長寿世界一

戦後の経済成長を経て、日本人の生活はとても豊かになりそれに伴い、健康状態、栄養状態が飛躍的に向上しました。さらに科学技術の恩恵による医学の発展、医療技術の進歩もあいまって、日本人の平均寿命は世界の国々でも空前の勢いで伸長しました。厚生労働省の発表によれば、２０１７年の日本人の平均寿命は、男性81・09歳、女性87・26歳で、男性はスイスに次いで世界2位、女性はダントツの世界1位です。もちろん男女平均では世界一の長寿国になっています。戦後１９４７年当時の平均寿命が、男性50・06歳、女性53・96歳でしたから、この間日本人は30歳以上も寿命が延びていることになります。寿命延伸の理由は様々な報告がありますが、やはり医療技術と医療サービスの向上が大きいと考えられます。特に戦後の混乱期は衛生環境も食糧事情も十分でなく、栄養失調や病気などで子供が死亡する率も低くなかったと思われます。その後経済の発展と共に医療体制も充実し、乳幼児の死亡率は劇的に減少しました。乳幼児の死亡率は1950年当時60％近かった数字が、現在では1・9％まで下がっています。さらに日本は国民皆保険制度が早くから導入され、病気やけがをすれば、誰もがどこででも、大きな負担なく安心して適切な治療を受けられる体制が整っています。これは世界的に見てもあまり例のない大変に恵まれた制度であり、私たちの寿命延伸の大きな原動力になったことは間違いありません。

不健康寿命が男性で9年、女性は12年⁉

平均寿命が世界のトップになった日本ですが、果たして私たち国民の実感はどうでしょうか。長生きがすなわち幸せなのかという問いに、今日本人はまさに直面しているのではないかと考えます。私たちは「長生き」という言葉に、いまや幸福なイメージよりは不安や心配を覚えることのほうが多いのではないでしょうか。

平均寿命が延びることと一見矛盾するようですが、一方でがんや心臓病、肺炎といった疾患で亡くなる人は増加の一途をたどっています。これが長生きすればいつかがんや心臓病を罹って闘病で苦労するという固定観念を形成していると考えられます。確かに統計数字上は、2人に1人ががんになる時代という解釈は間違いではありません。しかし以前に比べて新しいがんが増えたり、性質の悪いがんが増えて治療成績が悪くなったりということではないのです。最大の原因はやはり寿命が延びて、高齢者の割合が想定外に増加したことが理由です。生きている限り必ず老化は進行しますし、個人差はありますが身体機能も着実に衰えていきます。その結果、病気に抗う力が低下し疾病を発症しやすくなるというのが高齢化による避けがたい現実なのです。日本は戦後著しい速さで国民の平均寿命を延ばしてきました。結果として世界でも最速となる社会の高齢化を迎えています。その高齢化によって年金や医療など様々な社会問題が起きているのです。

せっかく平均寿命が世界一になったのに、長生きしても何もいいことはないと多くの人が考えているとすれば、大変に残念なことです。長生きは悪いことなのでしょうか。いいえ、長生きが悪いのではなく、長生きすれば不健康になるという固定観念が人々を不安にさせ、また社会問題を悪化させているのです。ズバリ言えば、単なる長生きでなく、健康で長生きができれば、多くの問題は解決し不安も解消できるはずです。日本の行政は平均寿命が世界のトップレベルになったことを、まさに医療の発展と保健行政の施策がもたらした成果であると喧伝してきましたが、ここに来て新たに健康寿命という用語を持ち出し、その重要性を訴え始めました。平均寿命より健康寿命の方が大切であるとさえ言っています。

では、日本人の健康寿命はどのくらいなのでしょうか。２０１６年の統計で男性72・14歳、女性74・７９歳と発表されています。同じ年の平均寿命と比較すると男性で８・８４年、女性で12・３４年の差があります（図４―１）。この差をどのように解釈するのか

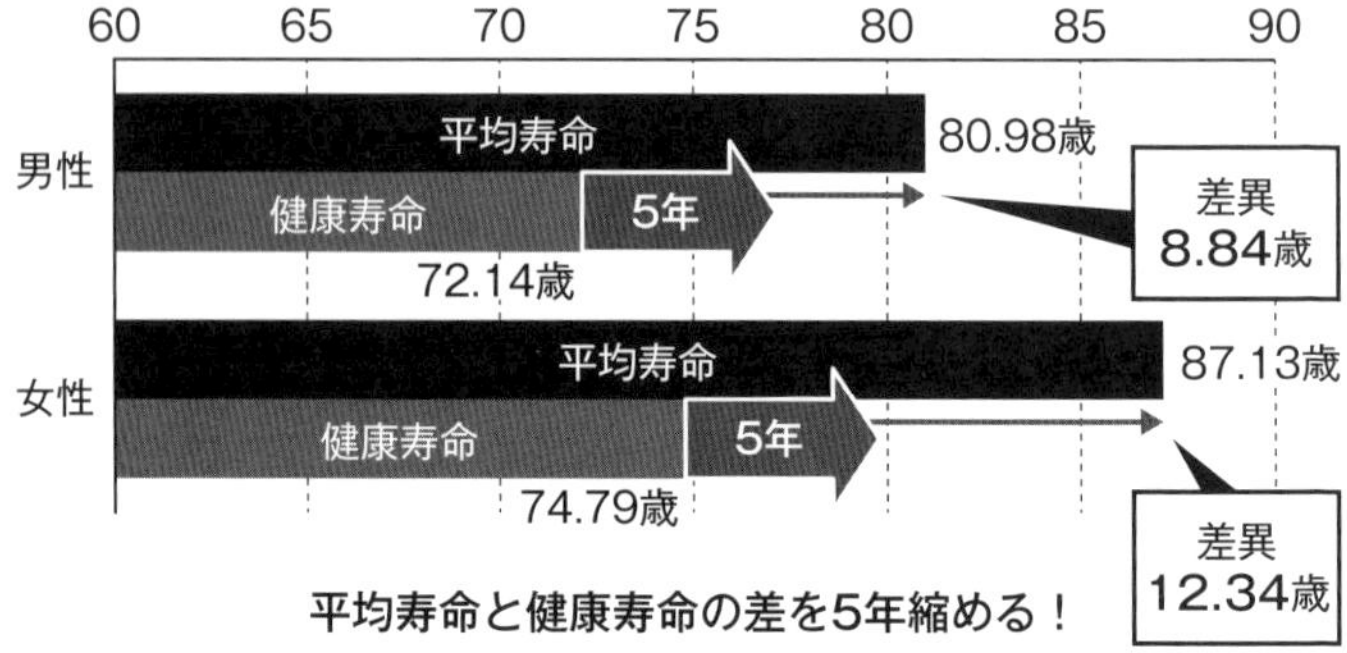

図４―１　平均寿命と健康寿命の差異

については様々な見方がありますが、WHO（世界保健機関）は、健康寿命喪失後の延命期間と位置づけ、医療、介護、福祉、後見などの社会的支援を受けて生存する期間としています。一般的には平均寿命と健康寿命の差は、不健康寿命といわれ、自立した生活が困難となり支援や介護なしでは生きられない期間と解釈されます。その期間が日本人の場合、男性で9年、女性は12年あるということなのです。大変ショッキングな数字です。これは世界的に見てもワーストの部類であり、その実態こそが多くの日本人の長生きに対する不安、心配を形成している根源であると考えます。

人生100年時代は100年耐久レース

「人間五十年、化天のうちを比ぶれば、夢幻の如くなり」というのは、かつて織田信長公が桶狭間の出陣直前に舞ったという「敦盛」の一節です。人の世の50年間は天界の時間と比すれば夢幻のように儚いものだという意味です。この人間50年というのは、言葉の意味自体は、人の世の50年ですから、人生が50年であるということではありません。しかし戦国時代当時の平均寿命は50歳どころかもっと短かったようですから、人間にとって一生くらい長い50年という解釈は間違いではないと思われます。

　日本人の平均寿命が50歳を超えたのは１９４０年代、ごく最近のことです。今から５００年前の織田信長の時代からついこの間まで、人間の一生は50年という尺度で考えれば事足りていたのです。しかし戦後の１９５０年からたった70年で日本人の平均寿命は30年以上も延びました。１００歳を超えて生存するお年寄りの数は全国でなんと7万人に達したのです。人生１００年時代の到来です。寿命が延びる一方で、私たちの体はどのように変化してきたでしょうか。人間はサルから進化し、類人猿となり、人類になったというのが進化論の考え方です。おそらく自然科学的にはそれが真実であろうと私も思います。環境や生活状況に適応して変化することで、生物は何十億年もその命をつないできたと考えられています。そしてその進化は命が続く限り現在進行形であります。

　では寿命が延びたのは人間が進化した結果なのでしょうか。確かに、生活環境が変わり、特に栄養状態や衛生環境が劇的に向上したことで、日本人の体格や身体的特徴はずいぶん変化したことは事実です。この変化（個体レベルの変化）が遺伝子の中に組み込まれ、日本人という生物種の特徴として子孫に受け継がれ、その結果従来より種の存続に有利に働く因子となれば、それは進化と言えるかもしれません。しかし進化の結果として日本人は劇的に長生きができる強い身体を得たと考えるには、時間軸が短すぎます。遺伝子レベルの変化が種全体に伝わるには、何世代にもわたって交配が繰り返される必要があります。日本人という限定された人種の集団で考えても、ある遺伝子が集団全体の特徴として定着するには百年単位では絶対に不可能です。数万年もしくは数百万年という気の遠くなる時間の積み重ねが進化の時間軸には必要なのです。先の問い、寿命が延びたのは進化の結果なのかに対する答えはＮＯです。この間私たちの身体は基本的には変わっていません。織田信長も、おそらく聖徳太子まで遡っても今の日本人と遺伝的にはほぼ同じ身体的な特徴と能力を備えていたと考えられます。

では何が変わったのか、一言でいえば生活様式が変わったのです。そして寿命を短縮するような外的要因としての、危険因子をできるだけ回避し、もしくは排除するための衛生環境、食糧事情、住宅設備、医療技術、生活機具などが充実したのです。これらの変化が作用して寿命延伸に働いたのです。今後もしばらくは日本人の平均寿命は延び続けると予想され、私たちは生物学的には織田信長公と同じ身体をして、かつての倍の長さの人生を過ごしていかねばならないのです。自動車にたとえれば、従来は50年で廃車にしていたのを、同じ性能の車でこれからは１００年間乗り続けなければならないのです。当然ながら、従来以上に丁寧に扱うことはもちろん、普段からメンテナンスもしっかりしておかないと、１００年は到底もたないことになります。最後はあちらこちらに故障を起こして、整備工場に入ったままその寿命を終えることになりかねません。人間で言えば寝たきりの病院生活というところでしょうか。

　人生１００年時代は車でいえばフランスのル・マンのような、過酷で厳しい24時間ならぬ１００年耐久レースなのです。しかもこの人生というレースは途中でコースからリタイアしても、修理ドックに入ったまま非情にも寿命が尽きるまで続くのです。もう走れない状況にもかかわらず、チューブやコードを巻きつけられて、機械につながれた状態でも、ずっとレースは続いていくのです。

すべての人々が健康で幸せな社会を目指して

　第1章で、免疫ミルクの発明者であったラルフ・J・スターリ氏の持ち続けた願いについてご紹介しました。免疫ミルクによって彼が築こうとした社会、それはすべての人々が健康で幸せに暮らせる社会でした。幸せとは何か？　幸せの定義、幸福の条件をここで議論するつもりはありません。それは個人によって、また置かれた立場によって、さらに時代によっても変わるものですし、価値観は千差万別、十人十色ですから。しかし、どのような場合にあっても、健康であることは、幸せの大前提となる最も大切な必要条件の一つであると考えます。それは人生１００年時代になって、ますます重要な、おそらく個人にとっては最大の関心事であり、社会にとっても最優先の課題であるはずです。もちろん健康でなくても素晴らしい幸せを実現している方たちを否定するつもりはありません。しかし健康であればもっと幸せのレパートリーを増やせたかもしれません。その意味で健康こそが幸せを構築する大切な土台を担っているといえるのではないでしょうか。

スターリ氏が目指した健康で幸せな社会とは、すべての人々が健康であり続けることができることを土台として、その上に構築される社会であったのです。では幸せの大切な前提条件である健康とはそもそもどのような状態を言うのでしょうか。単純には、心身ともに健やかで病気でない状態と考えればよいでしょう。普段私たちが口にする健康とはその意味で十分通用します。しかしＷＨＯはこれに加えて、社会的な健全さも重要としています。スターリ氏が願った健康とは実はこの社会的な健全さを明らかに意識していました。アルミ缶のプルタブ製造で実業家として大成功を収めた彼ですが、その人生は決して順調ではありませんでした。若くして世界恐慌による経済の大混乱を経験し、自身も結核の病で生死をさまよう体験をしますが、彼にとっての幸せとは家族と、また共に働く社員と、あるいは地元の友人たちと過ごす日常、その充実こそが一番大切で、かけがえのないものだったのです。そのためにラルフはオハイオ州郊外の農場に移り住み、家族との生活をとても大切にしました。そして会社でもすべての社員は家族であるという信念に基づき、当時としてはまだ少なかった、企業保険、企業年金などの福利厚生策を積極的に導入しました。すべての社員を家族として処遇することで、一人一人が真に必要とされている存在であること、かけがえのない存在として認められる気持ちをとてもとても大事に考えていたのです。そしてその信念は会社だけでなく、地域に対しても同様でした。プルタブの開発製造により得た事業利益を、惜しみなく社会奉仕活動につぎ込みます。スターリ研究所のワクチン研究にとどまることなく、世界最大級のＹＭＣＡ施設の建設など、人々の身体的健康のみならず、安全で健やかな社会の実現に全身全霊をこめて取り組んだのです。

スターリ氏にとっては、若かりし日に結核という死の病から奇跡的に生還した際、神様と結んだ約束を果たしたにすぎないのかもしれません。しかしその恩恵で、世界中の多くの人々が健康で幸せな社会を実現できるとすれば、その信念と努力に心から敬服し感謝したいと思います。

不健康寿命を短くするには

平均寿命が延びて人生１００年時代になることと、健康で幸せな社会を実現することは全く別の命題であることは言うまでもありません。先に述べたとおり平均寿命と健康寿命には、大きな差があり、不健康寿命ともいえるこの差が日本人の場合は、世界でもワーストクラスの男性が9年、女性は12年もあることもご承知のとおりです。そしてこの差が大きいことで、個人は老後に不安を抱き、社会は年金や保険といった保障制度に破綻をきたし、国家は増税以外に持続可能な対策を打てず、まさに日本人は存亡の危機に直面していると言っても大袈裟ではない気がします。

平均寿命と健康寿命の差である、この不健康寿命をできる限り短くすること、それが私たちの抱えるこれらの問題に対する唯一で最大の解決策であることは誰が考えても明らかです。ではどうするか？　考えうる道は2つです。差を縮めるには平均寿命を不必要に延ばさないこと、そして健康寿命をもっと延ばして平均寿命に追いつかせることです。実は前者はすでに医療の現場では行われつつあります。法律的な制約はありますが、いわゆる安楽死の選択です。日本で法的に許容されるのは、終末期の患者が積極的な延命治療を放棄し安らかな死を選択するという、消極的な安楽死です。これに対して回復の見込みがなく、代替治療もない場合で、その耐えがたい苦痛を回避するために、患者の明確な意思に基づき、医療従事者が薬物などを使って積極的な死を与えることがあります。これが消極的な安楽死に対して積極的な安楽死といわれるものです。世界ではスイスやオランダ、オーストラリア、アメリカのいくつかの州などで容認されているようですが、日本ではもちろん認められていません。安楽死とはいえ法的には自殺であり、関わった関係者は自殺幇助などの罪に問われることになります。安楽死は倫理的にも、法的にも非常に複雑で難しい課題を内包する大きな問題です。したがってこれによって平均寿命の延びを抑制する手段にするというのは、やはり本末転倒の議論であると考えます。

では、残された道は、健康寿命をとにかく延ばすしかありません。厚生労働省は2013年度からスタートした健康日本21（第二次）の中心課題に「健康寿命の延伸」を掲げ、新たな国民健康づくり運動を展開しています。平均寿命の延びを上回る健康寿命の延伸により、国民の生活の質の低下を防ぐのみならず、社会保障負担の軽減も期待できるとしています。さらに健康寿命延伸のテーマは２０１３年6月に閣議決定した「日本再興戦略」いわゆるアベノミクスのなかでも重要な位置付けがなされました。デフレマインドを一掃するために大胆な金融政策を実行したのが第一の矢でした。次に不況で湿った経済を発火させるべく機動的な財政出動を行ったのが第二の矢でした。

そして最後にアベノミクスの本丸とも言うべき、日本の新たな成長戦略の実行・実現が第三の矢です。政権を挙げて優先的に取り組むべき施策として、健康寿命の延伸が掲げられたのです。第三の矢には3つのアクションプランがありました。まず日本の産業基盤を強化する日本産業再興プラン、ＴＰＰへの取り組みなど、拡大する国際市場を獲得するための国際展開戦略プラン、そして今の日本が抱える課題をバネに新たな市場を創造する戦略市場創造プランです。最後の戦略市場創造プランこそが、日本の新たな未来を切り拓く切り札として期待されました。その1丁目1番地に「健康寿命の延伸」が高らかに掲げられたのです。具体的には医薬品のインターネット通販が解禁されたり、再生医療など先進医療の普及促進、さらに医療健康情報管理分野のＩＣＴ利用促進に向けて規制緩和が行われたりしています。しかしいまだにその成長戦略は道半ばとの評価で、顕著な成果につながっていません。それは健康寿命の延伸についても同様で、健康寿命は毎年着実に延びてはいますが、平均寿命もほぼ同じペースで延伸しており、その差はほとんど縮まっていません。２０００年以降で見ると僅かではありますが、逆に差が開いています。第三の矢、成長戦略で結局は思わしい成果が上がらないまま、その矛先をかわすごとく２０１５年にアベノミクスは第二ステージに入ったとして新三本の矢を発表します。しかし残念ながらそこには成長戦略具現化のための施策は消えていました。新たに提示されたのは新三本の矢を構成する３つの目標数値で、ＧＤＰ６００兆円、出生率１・８、そして介護離職０でした。強い経済の象徴として目標成長率から逆算しただけのＧＤＰ６００兆円という空虚な数字目標が成長戦略にとって代わられました。そして少子高齢化にも配慮したことをアピールするように付け加えられた子育て支援と社会保障対策は、財源の根拠が抜け落ちた実現性の乏しい絵空事だったのです。話がやや脱線しましたが、健康寿命の延伸は、まさに国家戦略として政府もその最重要施策に掲げる目標であり、すべての国民がその個人と社会と国家の存亡を懸けて取り組むべき、とても大切な問題であるということです。

健康長寿社会、日本型モデル

世界最高齢社会をダントツで独走する日本ですが、世界を見るとその後ろを追走しているのはイタリア、ドイツというヨーロッパの国々です。いずれも第二次大戦の敗戦国であるのは偶然なのでしょうか。２０１７年の段階でこれらの国々は総人口に対する65歳以上人口の比率を表す高齢化率が21％を超える超高齢社会に突入しています。因みに日本の高齢化率は27・7％（２０１７年）で、３・６人に１人が高齢者です。またアジアに目を向ければ、中国、韓国、タイ、インドなど急激に経済成長を続けてきた国々は、日本を上回るスピードで高齢化が進んでおり、20年後には日本に追いつく勢いです。つまり高齢社会が抱える問題は、医療や経済の発展によって寿命が延びれば、世界中すべての国と社会が直面するグローバルな問題であるということであり、日本だけの問題ではないのです。

そしてここに私たちは日本の活路があると考えます。政府が「日本再興戦略」の中心課題に健康寿命の延伸を位置づけた理由が実はここにあります。今まさに日本人が、日本の社会が直面している課題、年金や介護といった社会保障制度の問題、長寿による医療費と生活格差の問題、少子化問題など、どれも深刻な問題ばかりですが、これらの問題解決のための共通の鍵が健康寿命の延伸にあるのです。どうすれば健康寿命を確実に延ばすことができるのか、健康寿命を延ばすための社会システムはどのようにすれば構築できるのか、その答えが今後世界で莫大な成長市場を形成し、そこにサービスを提供できる技術や製品、システムが新たな成長産業を創ることになるのです。その意味で日本は格好の新製品、新サービスのテストマーケットであり、ここで成果を上げた技術、製品、サービスは日本型モデルとして、今後世界中で長きにわたって輸出され利用されることになるはずです。私たちは、世界に先駆けて超高齢社会という難題に直面し、今その難題を前にもがき苦しみつつありますが、その現状から逃げることなく課題解決に立ち向かうことで、一転世界に先駆けて新しい可能性にチャレンジできる恵まれた環境にあるととらえることもできるのです。日本人が世界に対して大きな貢献を果たせる千載一遇の好機ではないでしょうか。

《すべての人々が健康でしあわせな社会をつくる》

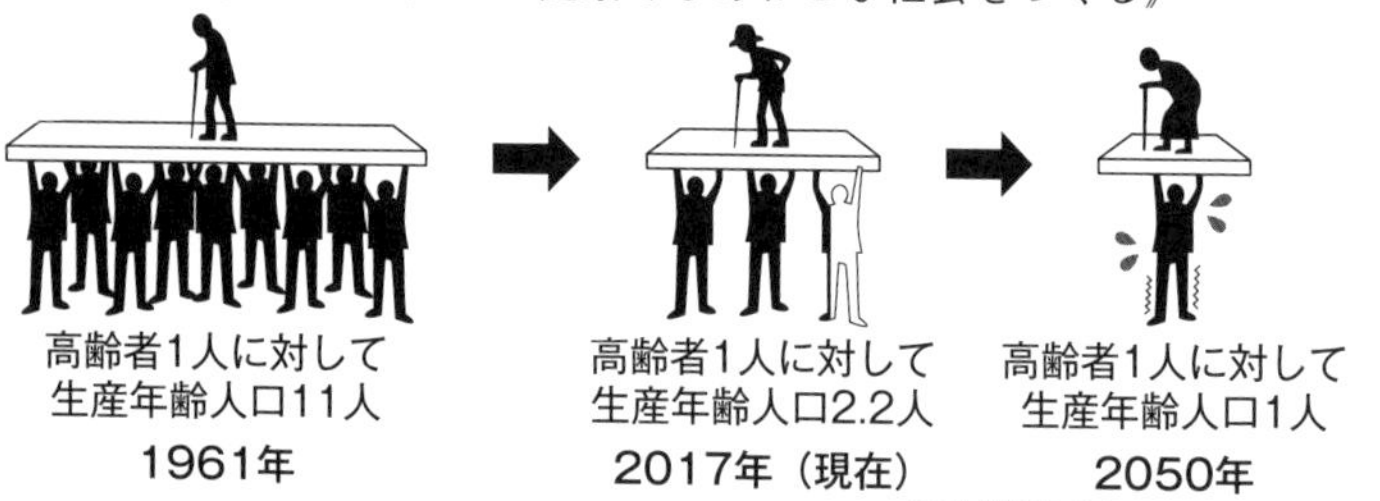
高齢者1人に対して
生産年齢人口11人
1961年
高齢者1人に対して
生産年齢人口2.2人
2017年（現在）
高齢者1人に対して
生産年齢人口1人
2050年
（厚生労働省発表のデータより算出）

図4―2　超高齢社会とは？

免疫ミルクが実現する持続可能な社会

健康寿命が延びれば社会はどう変わるのか。具体的に個々の課題別に検証してみたいと思います。まずは社会保障制度ですが、その中でも年金問題は私たち国民にとって最大の関心事でしょう。そもそも日本の年金制度は、世代間扶養のシステムです。つまり現役の若い世代が所得の中から保険料を支払って、その総額を原資に高齢者に年金として給付する制度です。したがって、原理的には保険料を支払う現役世代の人口と、年金として給付を受ける高齢者の人口のバランスによって保険料も給付額も変動することになります。その変動幅を抑え安定的に運営できるようこれまで様々な工夫がされてきました。しかしながらそれも今や限界を超えつつあります。

ではどうしたらいいのか？　現在の国民年金制度がスタートしたのは1961年でした。当時の65歳以上人口は540万人に対し、いわゆる生産人口（15～64歳）は6050万人でした。制度ができた時は11人の現役世代が１人のお年寄りを支えることでシステムとして成立したのです。これに対し平均寿命が延びて高齢人口が増えている現在、そのバランスは極端に変化しています。総務省によれば２０１７年の65歳以上人口は３５００万人に対し、生産人口は７６００万人でした。２・２人で１人を支える計算になります（図４―２）。制度スタートから56年で、負担比率は5倍に膨れ上がったということです。確かにこれでは制度としていくら工夫し努力しても、前提条件がここまで変わってしまっては、基本の設計から見直さないと無理でしょう。と、ここまでは年金問題に関するニュースや解説で繰り返し伝えられている事実です。

そこでもう一歩踏み込んでこの問題を考えてみましょう。そもそも年金制度の原則である世代間扶養とは、親が子供を一人前の社会人になるまでたすけ養うこと、成長した子供が年老いた親をたすけ養うことです。つまり家族単位で考えれば、親を扶養するのは当たり前のことで、その負担割合は核家族化が進み、共働きが当たり前になった現在のモデルで考えれば、夫婦２人で両親４人を支えるということになります。もちろん兄弟がいればもう少しその負担は軽減されますが、出生率が１・４２（２０１８年）となると兄弟はいない想定で考えたほうが良いでしょう。そう考えると現在の２・２人で１人の高齢者を支えるというのは、まだ序の口といえるかもしれません。このモデルのゴールは子が１人で２人の親を支えることなのですから。

制度設計当時には当然高齢化も想定していたはずです。では何が想定外だったのでしょうか。やはり高齢化のスピードです。たった半世紀の間に日本人の寿命は20歳も延びたのです。これは驚異的速さであり、その原因は少子化と高齢化が同時に進んだためです。少子化によって生産人口が減少し、高齢化によって高齢者人口が増加するというダブル効果によって、高齢化率は指数的に上昇し、年金負担が極端にバランスを欠く事態となりました。人口減少に歯止めがかからない限り事態はさらに深刻化するのは明らかです。現在の年金システムを維持するには、分母となる生産人口を増やすか、分子となる高齢者人口を減らすか、その両方を速やかに対策しなければなりません。すでに年金受給開始年齢は60歳から段階的に65歳に引き上げられており、今後も選択肢として75歳まで遅らせる仕組みに変わりつつあります。これにより年金受給対象となる高齢者を減らし、同時に健康で活力のある高齢者には継続して生産人口の一角として頑張っていただこうという狙いです。

１９６１年制度スタート時の年金受給開始年齢は、男性60歳、女性55歳でしたが、そこから75歳まで15年から20年開始年齢を引き上げようとする考え方です。つまりこの半世紀で延びた平均寿命20年分を開始年齢を引き上げることで全体を後ろにスライドさせようというのです。理論的には大変良いアイデアですが、実行するには問題点があります。少し考えればわかることですが、年金受給が延びた20年間、どのように生活設計すればよいのかという問題です。企業の定年は65歳まで延長されつつありますが、年金受給まで10年の空白が生まれます。そしてもっと深刻なことは、平均寿命の約10年前に健康寿命が尽きてしまうことです。やっと年金を受給できる年齢になったとたん、医療や介護が必要になり病院に入院、施設に入居、年金では到底賄えない生活に陥ってしまう可能性が高いということです。しかし健康寿命を延ばして、平均寿命との差をできるだけ短くすることができれば、医療費・介護費を抑えるだけでなく、仕事を続けて収入を得ながら、年金に依存しない生活が可能なのです。

次に医療費・介護費の問題ですが、これも年金と同様です。健康寿命が延びて、平均寿命との差がなくなれば元気なまま生涯を終えることができ、本人はもちろん家族や隣人にも負担をかけることなく、さらに費用の面でも高額な治療費を負担する必要もなくなります。健康寿命と平均寿命の差が１年縮まれば約２・２兆円の医療費・介護費の削減が可能との試算がなされています。これは１％の消費増税による税収額に匹敵するレベルです。介護に付随して発生する離職の問題についても、健康寿命が延びれば介護が必要となる時期、および期間が改善されることになり、家族の負担が大幅に軽減できることは明らかです。その結果万一の場合でも離職以外の方法での対応が十分可能となるはずです。

日本の急激な高齢化に拍車をかけているもう一つの要因として少子化問題がありますが、こちらも健康寿命が延びることで改善が期待できます。少子化には様々な原因が言われていますが、２０１１年の内閣府資料によれば、日本人の45％は子供を生み育てにくい国と感じているそうです。これでは子供を産まない選択が増えても仕方ない状況です。子育てに対する不安は究極には経済的負担が原因ではないかと分析します。未婚率の上昇、晩婚化、非正規雇用、産休育休、教育費など多くの問題がありますが、やはり子供を生み育てるに足る収入を確保することに対して不安が大きいというのが根源的な理由ではないでしょうか。結婚しても共働きでないと生活が難しい、そんな状況で子供ができれば、家計の収入は激減してしまいます。これは核家族化による弊害だと考えます。たとえ同居していなくても近所に親世代が元気でいてくれれば、子供を生み育てる不安はかなり軽減すると思います。育児に関するアドバイスはもちろん、保育所など預ける場所の心配も解決でき、おそらくは孫かわいさから積極的に育児に参加協力が得られるはずです。逆に親世代が病気で介護のために夫婦のどちらかが離職せざるを得ないケースを考えれば、まさに天と地ほどの差が生まれます。これも健康寿命を積極的に延ばすことで可能になる世界と考えます。いくつかのケースで検証しましたが、健康寿命を延ばすこと、平均寿命との差を縮めることで、日本がいま抱えている社会保障問題はほとんどが解決可能であります。あえて言うなら健康寿命を延ばす以外にその解決策はないということです。

元気でニコニコポックリと（GNP運動）

免疫ミルクを飲み続けることが生活の質（QOL：Quality of Life）の維持・向上につながる可能性が、多くの愛飲者の体験や、長年にわたる研究成果としての学術論文から見えてきます。

では、生活の質を向上させて実現しようとする社会とはどのような社会なのでしょうか。

年金や医療といった社会保障の問題を解決し持続可能な社会を実現するというのが、免疫ミルクの普及を目指す私のとても重要なゴールではありますが、すべての人々が健康で幸せな社会というのが、究極の目標なのです。免疫ミルクを飲むことで、その個人の人生がどのように豊かになり、いかに幸福な生活を送ることができるか、そして一人一人がその限りある命をどう全うするかということが大切なことであると思います。

免疫ミルクを愛飲するすべての人たちが目指すべき生活のスタイルをわかりやすい標語として私たちは日々口ずさんでいます。「元気でニコニコポックリと」。略してGNP運動です。まさに健康寿命を延ばして、平均寿命との差がなくなった結果を表現しています。繰り返しになりますが、この差は不健康寿命とも言われ、医療・介護の下で病院、施設において、あるいは自宅でも誰かの介助を受けて生きている期間です。この期間がなく、最後まで元気で自立した生活を送りつつ、寿命を全うすることを「ポックリと」という言葉で簡潔に表現しています。ほぼ同じ意味合いで「ピンピンコロリ」という標語もあり、これもPPK運動として広く普及していますが、目指すゴールは同じですので、どちらでもお好きなほうで取り組んでいただければと思います。

免疫ミルクを愛用するあるグループは、シャンソンがお好きな歌手のグループで、妙齢の女性が中心ということもあり、GNPにもう一つの要素U（美しく）を加えて、GNUP運動とし、元気に活動されています。歌をうたうことは肺機能だけでなく、脳機能のトレーニングにもつながり、免疫ミルクとの相乗効果があるのかもしれません。生涯現役で、彩りのある豊かな人生を最後まで全うするＧＮＵＰ運動が、免疫ミルクによってさらに大きな輪となり、日本中に世界中に広がっていくことを期待したいと思います。

キョウイク、キョウヨウ、チョキン

ジョンソン・エンド・ジョンソン、日本フィリップス（現 フィリップス・ジャパン）など有名外資企業の社長を歴任し、経営のプロとして現在も講演活動などで活躍されている新《あたらし》 将命《まさみ》さんがその著作の中で、65歳を過ぎて人生を楽しく豊かにすごすために必要なものとして、３つ挙げておられます。それは、「キョウイク・キョウヨウ・チョキン」だそうです。教育、教養、貯金、これらがあれば確かに年金が少なくてもなんとか楽しく生きていける⁈ そういう意味ではないのです。キョウイクは、「今日、行くところ」、キョウヨウは「今日、する用事」そしてチョキンは「筋力を貯える」ことです。おおもとをたどると２０１３年7月に朝日新聞の天声人語で紹介された心理学者の多湖《たご》 輝《あきら》先生の著作が出典のようですが、これに新さんが３つ目のチョキンを付け足されたようです。高齢による夫婦の死別、未婚化、離婚の増加によって、２０３５年には「おひとりさま社会」という人口の半分が独身という社会が目前に迫っています。一人暮らしがスタンダードになる時代だからこそ、社会と常につながりを持ち、参画し続けることが大切なのだということです。特に男性は定年を迎え、突然会社という「今日行く」と、仕事という「今日用」

を失った途端に心身のバランスを失い、果ては自殺というケースも少なくないようで、健康寿命の維持・延伸にも大きな影響を与える大事なキーワードです。そして「今日行く」と「今日用」を続けてゆくためには、それを可能にする身体的な健康と、自立して行動できる体力が不可欠なのです。それが「貯筋」なのです。ここにも免疫ミルクが果たすべき大きな役割がありそうです。

健康寿命を延ばすには身体的な健康だけでなく、社会やコミュニティーと健全なつながりを維持すること、そこに人生の喜びや満足感を見出せてこそ、本当の自己実現、幸福を手にすることができるのだと考えます。

〈著者紹介〉

吉開泰信(よしかい やすのぶ)

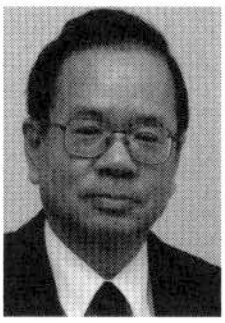

NPO法人免疫抗体食品研究協会理事長

1952年生まれ
1977年九州大学医学部医学科卒業
医学博士
2002年九州大学生体防御医学研究所付属
感染防御センター感染制御学分野教授、2004年九州大学生体防御医学研究所所長、2008年九州大学副学長、2010年九州大学生体防御医学研究所感染ネットワーク研究センター長を歴任、2018年九州大学名誉教授
日本細菌学会（評議員)、日本免疫学会（評議員)、生体防御学会（理事)、日本無菌生物ノートバイオロジー学会（理事)、日本癌学会、アメリカ免疫学会［AAI]、アメリカ微生物学会（ASM)、日本胸腺研究会（幹事)、Microbiology and Immunology（Editor in chief）に所属
2011年小島三郎記念文化賞受賞

大谷 悟(おおたに さとる)

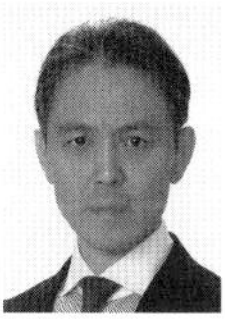

NPO法人免疫抗体食品研究協会理事

1960年生まれ
1983年神戸大学理学部生物学科卒業
1983年兼松株式会社入社。米国会社
ニューヨーク本社化学品部長、東京
本社ライフサイエンス部長、兼松ウェルネス株式会社取締役（兼務）
2006年DSMニュートリションジャパン株式会社シニアマーケティングマネージャーを経て2008年４月にスターリジャパン株式会社設立、代表取締役就任
日本統合医療学会に所属

免疫《めんえき》ミルクをご存《ぞん》じですか？
母子《ぼし》免疫《めんえき》の力《ちから》で腸内《ちょうない》フローラを最強《さいきょう》に

2020年1月31日　第1刷発行

著　者　　吉開泰信・大谷 悟
発行人　　久保田貴幸

発行元　　株式会社 幻冬舎メディアコンサルティング
〒151-0051　東京都渋谷区千駄ヶ谷4-9-7
電話　03-5411-6440（編集）

発売元　　株式会社 幻冬舎
〒151-0051　東京都渋谷区千駄ヶ谷4-9-7
電話　03-5411-6222（営業）

印刷・製本　シナジーコミュニケーションズ株式会社
装　丁　　江草英貴

検印廃止

Printed in Japan
ISBN 978-4-344-92531-1 C0040
幻冬舎メディアコンサルティングHP
http://www.gentosha-mc.com/